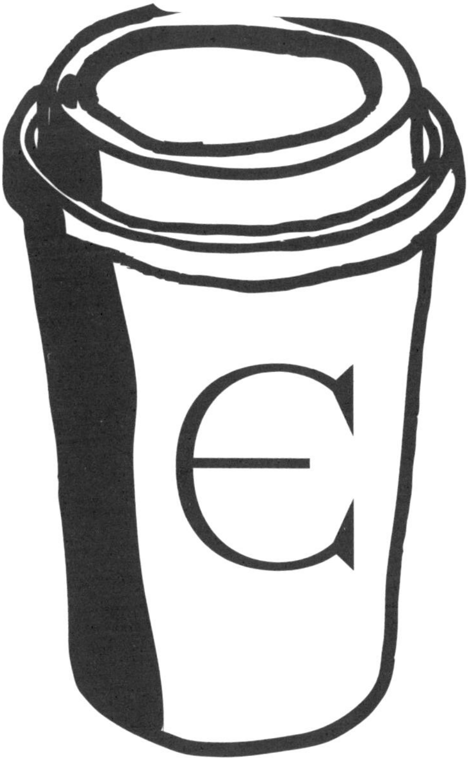

ERCOLANO

LEMBRO TODO DIA

DE VOCÊ

TEXTO
FERNANDA MAIA

MÚSICA
RAFAEL MIRANDA

TÍTULO ORIGINAL *Lembro Todo Dia de Você*

Esta publicação segue as normas do
Acordo Ortográfico da Língua Portuguesa,
Decreto nº 6.583, de 29 de setembro de 2008.

DIREÇÃO EDITORIAL
Régis Mikail
Roberto Borges

PREPARAÇÃO DE TEXTO
Helô Beraldo

REVISÃO DE TEXTO
Isabela Leite Silva
Gabriela Leite

ILUSTRAÇÃO DA CAPA
Laerte Késsimos

PROJETO GRÁFICO
Estúdio Margem

DIAGRAMAÇÃO
Nina Nunes
Joyce Kiesel

AGRADECIMENTOS

Alexandre Utchitel, Beatriz Reingenheim, Carolina Pio Pedro, Daniela Senador, Júlio César Dória, Láiany Oliveira, Mariana Abreu, Mila Paes Leme Marques, Núcleo Experimental de Teatro, Vivian Tedeschi.

Realização

Este projeto foi contemplado pela 40ª Edição do Programa Municipal de Fomento ao Teatro da Cidade de São Paulo - Secretaria Municipal de Cultura

SUMÁRIO

APRESENTAÇÃO

ACORDA

FERNANDA MAIA[1]

1 Dramaturga, atriz, versionista e compositora brasileira. Foi agraciada com os prêmios Bibi Ferreira, Reverência, APCA e Shell por espetáculos adultos e infanto-juvenis. Esteve à frente na criação de espetáculos como *No Coração do Mundo*, *Urinal – O Musical*, *Sweeney Todd* e *Once*. É também fundadora do Núcleo Experimental de Teatro ao lado de Zé Henrique de Paula.

Em 2012 eu passava por um momento particularmente difícil. No período de um ano aconteceu uma separação, o rompimento de ligamentos de um dos dedos da mão (problema preocupante para uma pianista) e o falecimento de minha mãe. Foi um daqueles anos que não se esquece, embora se queira, e, com a perda de minha mãe, fui tomada por uma sensação de total inércia com relação à vida, sem nenhum tipo de apego, prazer, alegria ou vontade. Só continuava vivendo porque não tinha uma alternativa.

Certo dia uma amiga, que se formava em canto lírico numa das faculdades da cidade de São Paulo, me convidou para dirigir a montagem de formatura da sua turma: uma versão reduzida da ópera *Carmen*, de Georges Bizet. Outros diretores haviam se recusado porque o cachê era simbólico, de apenas mil reais. Quem dirige uma ópera por mil reais? Não sei bem o motivo, mas aceitei.

Durante os ensaios, o jovem pianista que acompanhava os cantores observava, muito atento, tudo o que eu falava sobre a obra. Após os ensaios, o elenco ia tomar café e falar sobre a ópera, a vida, o próprio ensaio... A cada café, percebi que o jovem pianista se sentava mais pertinho de mim e essa proximidade espacial foi se transformando em proximidade afetiva. Contou-me sobre o abandono paterno; sobre todo o esforço que a mãe havia feito para criá-lo; sobre um padrasto agressivo; sobre suas descobertas em relação à própria sexualidade; sobre seus namorados; sobre seus amigos; até que, num dia em que almoçávamos apenas nós dois, esse rapaz me disse que queria me contar outra coisa.

Rafa Miranda é o nome do rapaz. Pianista talentoso, compositor de trilhas para *games*, bacharelando em Música, capricorniano com ascendente em capricórnio, inteligente, *gay*, lindo de morrer, me contou que estava vivendo com HIV. Não era a primeira vez que alguém me contava isso e, em todas elas, me senti caminhando no fio da navalha entre reagir de forma leve, já que àquela época o diagnóstico de HIV não significava ter uma doença, mas uma condição a ser tratada, ou tratar o assunto com gravidade, já que para a pessoa diagnosticada a carga simbólica é muito mais complexa do que quem descobre que tem diabetes ou hipertensão, por exemplo. Rafa se sentia bastante sozinho, pois as pessoas que viviam com HIV ainda eram alvo de muito preconceito. Agradeci pela confiança, me senti honrada por ele ter me escolhido para compartilhar um assunto tão íntimo e disse a ele que, no que dependesse de mim, a partir daquele momento ele não se sentiria mais tão só.

Foi assim que a questão do HIV entrou na minha vida. Algumas vezes acompanhei o Rafa no ambulatório de HIV/aids do Hospital Emílio Ribas. Enquanto ele passava em consulta, qualquer pessoa que me visse naquela sala de espera pensaria que eu era uma paciente como todos os outros que ali estavam. O incômodo que aquela sensação me causou me fez rever meus próprios preconceitos. E por causa dessa convivência com o Rafa, do estreitamento de nossos laços, percebi que, apesar de as novas gerações não terem convivido com a sentença de uma morte próxima, muitas vezes lenta e solitária, atribuída ao diagnóstico de HIV na década de 1980; apesar de não terem enfrentado a luta por AZT, primeira droga efetiva contra o vírus, mas com efeitos colaterais tão fortes que, dependendo da reação do paciente, o médico poderia suspender seu uso; apesar de hoje em dia o tratamento garantir ao paciente uma vida longa e saudável; apesar de existirem profilaxias pré e pós-exposição; apesar de os pacientes em tratamento terem carga viral indetectável e não transmitirem mais o vírus; e apesar de tudo isso e de ter havido tantos avanços científicos ao longo do tempo, a pecha de "câncer *gay*" e "peste *gay*", dada à doença nos anos 1980 e 1990, deixou sequelas em toda a sociedade.

Após o Rafa ter me revelado sua sorologia, acompanhei não somente seu tratamento, mas sua evolução e seu amadurecimento como pessoa (o que resultou também no meu amadurecimento), e o início da terapia que o ajudou a redimensionar muitas coisas em sua vida. Após ouvir suas dúvidas e inseguranças, um dia ele me disse: "Eu estou melhor agora. Sei que o HIV não me define, mas foi um caminho difícil e eu quero transformar esse caminho numa causa. Quero abrir publicamente minha sorologia, quero escrever um musical, mas sou compositor e não tenho experiência em dramaturgia. Você escreve comigo?". Não houve nenhuma outra resposta possível a não ser: "Claro".

Gestamos essa ideia por algum tempo, até que elaboramos um projeto para uma política pública, o Programa Municipal de Fomento ao Teatro para a Cidade de São Paulo. A escrita e a leitura cantada do musical fariam parte de um projeto maior de programação de um ano de atividades do Núcleo Experimental. É importante ressaltar, e nunca é demais lembrar, que este texto só pôde ser realizado porque estava inscrito numa política pública que privilegia a pesquisa em teatro e não apenas o sucesso comercial da empreitada. É impossível prever se uma peça fará sucesso, mas no caso de *Lembro todo dia de você*, o risco era ainda maior dado o aspecto polêmico do tema, trabalhado numa linguagem erroneamente associada somente a temas leves e entretenimento. Teatro musical pode ser entretenimento, mas não tem de se reduzir a entretenimento.

Esse projeto foi aprovado e o iniciamos colhendo depoimentos de alguns rapazes com idade entre 20 e 30 anos que se descobriram vivendo com

HIV. Queríamos verificar quais pontos da trajetória do Rafa eram comuns a várias pessoas na mesma situação que ele. Observamos que o universo de sentimentos relacionados ao vírus invadia diariamente o cotidiano das pessoas em tratamento, desde suas consultas e o acompanhamento médico até uma simples ida ao supermercado. Um dos entrevistados nos disse que sempre que olhava para uma banca de frutas, ele se considerava uma fruta podre.

Durante o processo de escrita, tivemos a contribuição valiosa da equipe do Núcleo Experimental. Com leituras, compartilhamento de impressões, sugestões de cenas e estrutura, o texto foi sendo experimentado em todo o seu processo de criação. Mais uma vez, foi graças ao Programa de Fomento ao Teatro para a Cidade de São Paulo que o texto pôde ser escrito e testado pelo elenco, e apresentado ao público em 2016 em três sessões lotadas de uma leitura cantada no Teatro do Núcleo Experimental. A montagem de fato estreou no início de 2017, no Centro Cultural Banco do Brasil, outro edital público que quis apostar num espetáculo experimental.

Lembro todo dia de você teve uma receptividade excelente e, por causa da sua exposição, Rafa temia receber mensagens preconceituosas e agressivas. Mas, ao invés disso, houve uma avalanche de carinho. Através das redes sociais, começaram a chegar muitas mensagens de pessoas vivendo com HIV que se sentiam à vontade para compartilhar conosco (principalmente com ele) um aspecto de suas vidas que muitas vezes não tinham compartilhado nem com as próprias famílias.

O musical cumpriu várias temporadas e foi angariando uma legião de fãs. Houve pessoas que assistiram à peça dez, quinze ou mais de vinte vezes, e houve até quem convidasse os amigos para assistir ao musical para comemorar o aniversário numa das sessões. Algumas pessoas sentavam-se sempre na primeira fileira e, lavadas em lágrimas, acompanhavam a história e cantavam as canções. Várias pessoas levavam amigos e família para que, através da peça, pudessem contar aos seus que viviam com HIV.

Fizemos temporada no Teatro do Núcleo Experimental, circulação em teatros distritais da Prefeitura de São Paulo, apresentações no Instituto Itaú Cultural, todas com casas lotadas. No final de 2018, o espetáculo foi aprovado no edital da Caixa Econômica Federal, gestora do Teatro Nelson Rodrigues, no Rio de Janeiro. Porém, mesmo tendo cumprido todas as etapas para a contratação, o musical foi impedido de fazer a temporada. A instituição alegou que o teatro passava por reformas e que as apresentações seriam canceladas. Como a peça tinha sido aprovada num edital público e nosso direito estava garantido por lei, sugerimos que a agenda de apresentações se adaptasse à reforma do espaço; entretanto, não foram oferecidas novas datas. Outros espetáculos, na mesma época, passaram pelo mesmo tipo de problema com a mesma instituição e, coincidentemente ou não, a maioria tratava de temáticas LGBTI+ e um deles tratava da ditadura militar no Brasil.

O jornal *Folha de S.Paulo* publicou uma matéria sobre um possível sistema de censura prévia desenvolvido pela Caixa Econômica Federal, o qual incluía uma pesquisa, em redes sociais, sobre o posicionamento político dos artistas das peças aprovadas no edital. Na mesma matéria, o jornal afirma que funcionários foram instruídos a relatar aos coordenadores da Caixa caso as peças contemplassem temas que desagradassem o então presidente eleito (agora inelegível), como questões de gênero, sexualidade, menção à ditadura militar e, com base nesses relatórios, uma peça poderia ser censurada. A instituição não chegou a assumir publicamente a prática de censura, mas as companhias prejudicadas se organizaram, foram à imprensa, divulgaram os fatos e só partir desse movimento a Caixa Cultural ofereceu novas datas de apresentação, porém, em um espaço bem menor. Ainda assim, a pequena temporada foi um sucesso.

Lembro todo dia de você deu início a uma trajetória de afeto e arte entre uma mulher heterossexual de mais de 50 anos, nascida e criada numa cidade do interior, e um rapaz *gay* paulistano, vivendo com HIV, que se tornaram parceiros de criação e composição. Que encontro mais improvável! Quanta coisa aconteceu! Tudo porque eu aceitei dirigir uma ópera por mil reais.

PREFÁCIO

DEMORA, MAS PASSA

RICO VASCONCELOS[1]

1 Rico Vasconcelos é médico infectologista e especialista em PrEP. Concluiu seu doutorado em 2021 no Hospital das Clínicas da FMUSP. Desde 2007, destaca-se na disseminação de informações sobre HIV e ISTs no Brasil. Colabora também ativamente com ONGs, portais de comunicação e agências de notícias, promovendo discussões sobre sexualidade.

Tentar simplificar as complexidades de um problema pode ser o maior erro no seu enfrentamento. A epidemia de HIV/aids é um exemplo disso. No início da década de 1980, quando, no Brasil e no mundo, se vivia um período de organização e de avanço das populações LGBTI+ em conquistas sociais, indivíduos com sexualidades diversas podiam, como nunca, desenvolver mais livremente suas experiências afetivas e sexuais.

Sobretudo em grandes centros urbanos, havia uma notável efervescência cultural e artística, acompanhada de uma agitada vida noturna. Foi nesse cenário que, em junho de 1981, nos Estados Unidos, foram identificados os primeiros casos de uma doença nova que acometia homens jovens e até então saudáveis. Uma doença que tornava tão fracas as defesas imunológicas de seus corpos que os deixava completamente vulneráveis ao desenvolvimento de doenças oportunistas.[1]

De uma hora para outra, passou a ser comum em hospitais o atendimento de pacientes jovens com infecções que antes só eram vistas entre pessoas imunodeprimidas, como aquelas com câncer ou que passavam por quimioterapia. E o mais impressionante era a evidente concentração dos casos entre homens cisgênero *gays* e bissexuais. Se esses rapazes não estavam com câncer nem tampouco eram pacientes quimioterápicos, era de se supor que havia algo novo acontecendo em seus corpos e que isso estava devastando a imunidade deles e tornando-os frágeis. Em seguida, o número desproporcionalmente maior de casos entre homens *gays*

---

1 Primeiro relato de casos de aids, feito pelo Centro de Controle de Doenças dos Estados Unidos em 5 de junho de 1981. Disponível em: https://www.cdc.gov/mmwr/preview/mmwrhtml/june_5.htm. Acesso em: 5 jan. 2024.

e bissexuais levava a crer que a doença deveria estar relacionada a algum fator restrito a essa população.

Nos Estados Unidos, um grupo de epidemiologistas se dedicou a estudar o novo surto para tentar entendê-lo. Nos estudos, ficou claro que se tratava de uma doença transmitida por via sexual entre pessoas e com maior risco de transmissão por meio do sexo anal. A nova doença, inicialmente conhecida por Grid, uma sigla em inglês para Imunodeficiência Relacionada aos *Gays*, após a identificação do vírus causador passou a ser denominada aids, também do inglês, Síndrome da Imunodeficiência Adquirida. Já o vírus ficou conhecido como HIV, Vírus da Imunodeficiência Humana.

Toda essa avalanche de novidades modificou definitivamente a humanidade. De repente, uma doença devastadora, e na maioria da vezes letal, passou a acometer justo o subgrupo populacional que estava exatamente naquela década lutando por respeito, direitos e liberdade dentro de uma sociedade conservadora. Esse fenômeno, nesse momento histórico e com essas peculiaridades, especialmente com sua transmissão ocorrendo por meio do sexo anal entre homens, serviu de munição para aqueles que se posicionavam contra as minorias sexualmente diversas, provocando, assim, uma importante guinada na construção de um senso comum sobre essas populações.

Tanto a epidemia de HIV/aids quanto as decorrentes transformações sociais ocorreram inicialmente nos Estados Unidos, onde o HIV foi identificado. No entanto, dentro de poucos anos, elas se disseminaram globalmente. Durante a primeira década de epidemia de HIV/aids, pôde-se compreender que, ainda que homens *gays* que praticavam sexo anal fossem mais suscetíveis à infecção por HIV, o restante da população mundial, em maior ou menor medida, também estava vulnerável a ela. Mais que isso, a forma como o HIV se espalhou pelo mundo deixou clara a importância dos determinantes sociais nessa disseminação. Em cada novo país em que o HIV entrou, foi entre os subgrupos marginalizados da sociedade e privados do acesso à saúde integral e de qualidade que os casos cresceram. Em outras palavras, além do sexo desprotegido, qualquer forma de discriminação favoreceu a transmissão do HIV, tal como homofobia, racismo ou machismo.

No Brasil, já em 1982 começaram a ser registrados casos da doença. Primeiramente, em grandes cidades e entre indivíduos que tinham viajado para o exterior e, posteriormente, em todo o território nacional, com transmissão comunitária. A epidemia de HIV/aids no Brasil é classificada pela Organização Mundial da Saúde (OMS) como concentrada. Isso significa que a prevalência dessa infecção na população geral é baixa, menor de 1%. Segundo os dados do Ministério da Saúde, 0,4% da população brasileira vive com HIV, e esse número tem se mantido estável ao longo dos anos. Entretanto, existem subgrupos populacionais com prevalências bem mais altas, maiores de 5%, as chamadas "populações-chave". Na epidemia brasileira, estão entre as populações-chave os homens cisgênero *gays* e bissexuais e as mulheres trans/travestis. No primeiro grupo, a prevalência brasileira mais recentemente encontrada foi de 18,4%, como resultado da média de doze capitais estudadas. São Paulo tem a maior prevalência, se aproximando de 25%, e, no segundo grupo, a prevalência é ainda maior, passando dos 31%[2]. Além desse cenário desafiador, na última década a epidemia brasileira de HIV/aids tem se concentrado na população *gay* masculina mais jovem, com menos de 30 anos de idade. Dessa forma, o Brasil atual tem uma epidemia que está longe de um controle efetivo, com o número de novos casos ainda alto e cada vez mais concentrado em *gays* e jovens.

Se, por um lado, os dados epidemiológicos apresentados anteriormente podem parecer desfavoráveis, por outro, é preciso ponderar que, ao longo das quatro décadas de HIV/aids, o Brasil já alcançou uma série de bons resultados no enfrentamento dessa epidemia. Olhando primeiro para as pessoas que vivem com esse vírus, desde o final da década de 1990 existem, disponíveis para o tratamento do HIV, medicamentos antirretrovirais fornecidos gratuitamente pelo Sistema Único de Saúde (SUS). Quando tomados com boa adesão, eles bloqueiam a multiplicação do HIV, tornando-o indetectável no corpo da pessoa. Com isso, eles impedem a progressão da infecção para aids, garantindo, assim, a manutenção da saúde e da qualidade de vida e zerando o risco de transmissão sexual do HIV para as parcerias.

---

2 Boletim epidemiológico de HIV/Aids do Ministério da Saúde 2023. https://www.gov.br/aids/pt-br/central-de-conteudo/boletins-epidemiologicos/2023/HIV-aids/boletim-epidemiologico-HIV-e-aids-2023.pdf/view (consultado em 07/12/2023); "HIV prevalence among men who have sex with men in Brazil: results of the 2nd national survey using respondent-driven sampling", Kerr L et al, Medicine (Baltimore). 2018 May;97(1S Suppl 1):S9-S15; "HIV, HCV, HBV, and syphilis among transgender women from Brazil: Assessing different methods to adjust infection rates of a hard-to-reach, sparse population", Bastos F et al, Medicine (Baltimore). 2018 May;97(1S Suppl 1):S16-S24; "Prevalence estimates of HIV, syphilis, hepatitis B and C among female sex workers (fsw) in Brazil, 2016", Ferreira-Júnior odc, et al. Medicine (Baltimore). 2018 May;97 (1S Suppl 1):S3-S8.

Desde o seu surgimento, o tratamento antirretroviral do HIV evoluiu imensamente, tornando cada vez mais fácil a sua tomada correta, tanto no que diz respeito ao número de comprimidos diários quanto aos efeitos colaterais que eles podem causar. Olhando, agora, para as pessoas que não vivem com HIV e, portanto, para a prevenção dessa infecção, presenciamos uma verdadeira revolução científica na última década. Foram desenvolvidos métodos de prevenção que utilizam a tomada de comprimidos antirretrovirais com excelentes resultados protetores. Esses medicamentos profiláticos podem ser usados de forma contínua, antes de uma eventual exposição ao HIV, na forma de Profilaxia Pré-Exposição ao HIV (PrEP), ou depois dela, como Profilaxia Pós-Exposição (PEP). PrEP e PEP estão no Brasil disponíveis gratuitamente pelo SUS para pessoas vulneráveis ao HIV e, junto ao uso do preservativo e do lubrificante, a testagem periódica para Infecções Sexualmente Transmissíveis (IST) e a vacinação para hepatites e HPV, compõem o que o Ministério da Saúde chama de Mandala de Prevenção Combinada.

Dentro da abordagem atual da Prevenção Combinada, entende-se que os melhores métodos de prevenção para cada indivíduo são aqueles que cada um escolhe por se considerar capaz de usá-los com adesão adequada. Essa abordagem adiciona acolhimento, adaptação aos contextos específicos da vida sexual do indivíduo em questão e dá a ele autonomia para gerenciar suas vulnerabilidades ao HIV e a outras ISTs. Depois que o Programa Brasileiro de HIV/aids começou a ampliar o acesso à testagem rápida de HIV, passou a recomendar o tratamento universal para todas as pessoas diagnosticadas com essa infecção e adotou a abordagem da Prevenção Combinada do HIV, foi possível ver que o número de novos casos e de mortes por HIV/aids entrou numa tendência de queda. Entretanto, essa redução ainda está distante do ideal.

Na atualidade, dadas as tecnologias disponíveis para prevenção, diagnóstico e tratamento do HIV/aids, não deveríamos mais registrar novos casos da doença, muito menos óbitos em decorrência dela no Brasil. No entanto, inúmeras barreiras e dificuldades existentes para a efetivação dessas políticas públicas fizeram com que, em 2023, ainda houvesse cerca de 43 mil pessoas se infectando e 11 mil pessoas morrendo por HIV/aids anualmente no país[3]. Entre as dificuldades, uma das principais, repito, é o receio de julgamento, estigma e discriminação contra pessoas que vivem com o HIV. Essas atitudes negativas são também denominadas sorofobia. A sorofobia existente na sociedade afasta as pessoas da testagem e torna mais difícil a vida de quem vive com o HIV, muitas vezes provocando nelas o sentimento de menos-valia e quadros de ansiedade e depressão, o que prejudica diretamente a adesão aos comprimidos do tratamento antirretroviral.

Se, por um lado, na história da epidemia de HIV/aids presenciamos um enorme desenvolvimento médico e científico, melhorando muito e facilitando a prevenção e o tratamento dessa infecção, por outro, é evidente que a guinada sorofóbica da década de 1980 ainda persiste no Brasil, minando substancialmente os ganhos epidemiológicos que poderíamos atingir. A ideia equivocada de culpa, de que um indivíduo se infecta com o HIV conscientemente, por não ter escolhido se prevenir ou porque fez "coisa errada" ou "o que não devia", infelizmente ainda está presente na cabeça de boa

---

3 Boletim epidemiológico de HIV/Aids do Ministério da Saúde 2023. https://www.gov.br/aids/pt-br/central-de-conteudo/boletins-epidemiologicos/2023/hiv-aids/boletim-epidemiologico-hiv-e-aids-2023.pdf/view (consultado em 07/12/2023).

parte da população brasileira, incluindo aí muitos profissionais de saúde que prestam atendimento a pessoas vulneráveis ao HIV. Essa ideia é uma simplificação perigosa de uma questão complexa e desconsidera todas as muitas dimensões afetivas, sexuais, familiares ou sociais que podem interferir nessa equação. Quando estamos, então, falando de indivíduos jovens e de minorias sexuais, essas complexidades se multiplicam e se tornam ainda mais desafiadoras.

A construção do conceito HIV/aids no imaginário da população, entretanto, pode ser modificada. Para isso, é preciso comunicar de forma compreensível esse cenário na sua completude, apresentando toda a complexidade da questão, e a peça *Lembro todo dia de você* é um excelente exemplo disso. De forma empática e emocionante, a autora nos conta a história de um jovem *gay* que se infecta com HIV e precisa encontrar uma maneira de existir nesse mundo sorofóbico. Ela propõe um diálogo com as inúmeras dimensões que compõem um indivíduo, e demonstra que a falta da camisinha não era a raiz dos desafios do personagem e nem mesmo seria a solução de seus problemas.

A peça é um relato humanizado de um desses casos de infecção por HIV e foi inspirada no relato autobiográfico de Rafael Miranda, compositor da obra. O leitor, então, entra em contato com uma experiência fidedigna de uma pessoa que vive com HIV e com a complexidade de lidar com isso no mundo atual. São evidenciados fatores sociais relacionados ao HIV, como o julgamento e a discriminação, que podem ser muito mais impactantes na vida de uma pessoa que vive com esse vírus do que os fatores médicos ou biológicos. Além disso, a peça mostra que alguém com esse diagnóstico, no Brasil, só conseguirá encontrar paz em sua vida se inventar uma forma de lidar com tudo isso.

Está certo, a dramaturgia aponta as dificuldades desse enfrentamento, mas também funciona como um estímulo por mostrar que existem caminhos amorosos possíveis para a resolução desses conflitos, como no trecho de uma das canções:

NÃO CHORA
ME ABRAÇA
DEMORA
MAS PASSA

Lembro todo dia de você ensina, para quem ainda não sabe, que pessoas que vivem com HIV, antes de qualquer coisa, são pessoas. E pessoas, vivendo ou não com HIV, são seres complexos, que têm demandas diversas para se desenvolverem com saúde e bem-estar. Uma obra como esta tem o poder de remodelar o equivocado senso comum brasileiro sobre HIV/aids e, com isso, dado o seu potencial de redução de sorofobia, pode amplificar as políticas públicas vigentes de enfrentamento dessa epidemia. Do ponto de vista científico, nunca tivemos uma oportunidade melhor de, enfim, controlar a epidemia de HIV/aids. No entanto, isso somente será alcançado se dermos o verdadeiro valor para os seus determinantes sociais.

PARTITURAS

Escaneie o QR Code acima
para acessar gratuitamente
as partituras (piano e voz)
de *Lembro Todo Dia de
Você* em formato digital.
Acesso também disponível
através do link:
www.ercolano.com.br/loja/
lembro-todo-dia-de-voce/

LEMBRO TODO DIA DE VOCÊ

TEXTO
FERNANDA MAIA

MÚSICA
RAFAEL MIRANDA

COLABORAÇÃO DE
ZÉ HENRIQUE DE PAULA
HERBERT BIANCHI

ESPETÁCULO MUSICAL
EM 2 ATOS E 10 CENAS

PERSONAGENS

THIAGO

JÚLIO

DRAG QUEEN / RAPAZ / TERAPEUTA

MÃE / MÉDICA

MARISTELA / ENFERMEIRA

PAI / PAULO

PADRASTO / HOMEM DE BARBA

ATO I

CENA I

(Um quarto. Thiago está deitado, sozinho, ao centro. Os demais atores estão sentados pelo espaço, ao fundo, mas ninguém olha pra ele. Uma Drag Queen, ao fundo, diante do espelho, vira-se em sua direção e canta.)

DRAG QUEEN

ACORDA
OLHA PRA VOCÊ AÍ PARADO
SOZINHO
LEVANTA
TENTA CAMINHAR MAIS UMA VEZ
MESMO QUE DOA
RESPIRA
ENCHE OS SEUS PULMÕES E VEM BRIGAR
DE NOVO

ACORDA
OLHA PRA VOCÊ AÍ PARADO
SOZINHO
LEVANTA
TENTA CAMINHAR MAIS UMA VEZ
MESMO QUE DOA
RESPIRA
ENCHE OS SEUS PULMÕES E VEM BRIGAR
DE NOVO

MAS, ANTES, CHORA TUDO O QUE PASSOU
ANTES, GRITA TUDO O QUE CALOU
ANTES DE SEGUIR MAIS UMA VEZ
SE LIVRA DO DESEJO DE FICAR AÍ NO CHÃO
SÓ AÍ NO CHÃO
ACORDA
ACORDA
ACORDA

ACORDA

Eu vou te dar só mais uma chance.

THIAGO

(Falando para a frente, como que para a plateia.) Oi, Júlio. Venho querendo te escrever há algum tempo, só não o fiz antes por não saber o que dizer. Acho que eu estava confuso, era muita coisa pra entender. Eu sei que já faz tempo desde o término do nosso namoro, e sei também que você tem motivos pra não querer falar comigo, mas eu queria muito te encontrar. Enfim, se você não responder, eu vou entender, mas eu realmente queria muito que você me escrevesse. Um… abraço? Thiago.

(Vozerio do coro. Um aniversário. Todos estão cantando "Parabéns", menos Thiago, que está num canto jogando videogame. Júlio entra e se aproxima enquanto o coro se dispersa.)

JÚLIO

Assim você não vai comer bolo.

THIAGO

Ah, tranquilo. Eu tô legal.

JÚLIO

Jogando na hora do "Parabéns"?
A aniversariante vai ficar chateada.

THIAGO

A Mari? Imagina. Ela não liga.

JÚLIO

Não? Jura?

THIAGO

Ela sabe que eu não gosto muito desse lance de parabéns, pique, pique...

JÚLIO

Nem no aniversário dela?

THIAGO

Nem no meu.

JÚLIO

Entendi... *(Pausa.)* E tá conseguindo?

THIAGO

O quê?

JÚLIO

Passar de tela.

THIAGO

Tô, sim, é bem fácil.

JÚLIO

Ah, é?

THIAGO

É. *(Sem desgrudar os olhos da tv.)*
Lembra *Ragnarök*.

JÚLIO

Então deve ser legal, porque *Ragnarök* é incrível.

THIAGO

Eu não gosto, acho um saco.

JÚLIO

Quê?

THIAGO

Eu prefiro *Tibia*.

JÚLIO

Tibia?

THIAGO

Mil vezes.

JÚLIO

Você tá brincando?

THIAGO

Não, tô falando sério. Eu acho *Tibia* muito mais legal.

JÚLIO

Desculpa, mas o gráfico do *Tibia* é medonho! Não dá pra diferenciar uma árvore de um carinha vestido de verde.

THIAGO

Mas a jogabilidade do *Tibia* é muito melhor.

JÚLIO

Olha, eu não tenho como continuar essa conversa com você. *Ragnarök* é muito superior.

THIAGO

Baseado em quê você diz isso?

JÚLIO

Ficaria até chato se eu começasse a listar as razões aqui.

THIAGO

Fala uma.

JÚLIO

Uma? Eu posso falar cem! O gráfico, os sons, as histórias... Tudo bem que algumas foram copiadas do *Diablo II*, mas e daí? O *Battle Mode*, as classes, as armas... *(Pausa.)*
Eu posso continuar.

THIAGO

Eu prefiro os personagens do *Tibia*.

JÚLIO

Quatro! E só dá pra diferenciar um do outro pela cor, porque são todos iguais.

THIAGO

Ragnarök tem muitos?

JÚLIO

Oitenta e dois. Entre magos, cavalos, monges, assassinos... Tem até bardos. Bardos! Imagina se *Tibia* ia ter um bardo. Meu, o jogo nem tem som. Como é que um jogo não tem som?

THIAGO

Quer saber? Eu acho incrível *Tibia* não ter som. Provoca a imaginação, a gente precisa se concentrar mais, leva a gente pra outro lugar...

JÚLIO

(Rindo.)
Desculpa, eu não quero estragar essa sua fantasia, mas os programadores do *Tibia* não colocaram som no jogo porque eles estavam no primeiro ano da faculdade e não sabiam como colocar.

(Eles riem. Quebra. Thiago volta para o e-mail.)

THIAGO

Oi, Júlio, eu não pretendo encher a sua caixa de entrada com mensagens, pode ficar tranquilo, mas como você não respondeu ao último *e-mail*, resolvi fazer uma nova tentativa. Confesso que não entendo direito por que eu estou fazendo isso, mas tem alguma coisa dentro de mim dizendo pra retomar contato com você. Se a gente pudesse conversar pessoalmente, seria tão bom! Vou ficar muito feliz se você me responder. Um abraço. Thiago.

(Quebra. Volta para a cena.)

JÚLIO

Mas como é que esse jogo aí funciona?

THIAGO

Fácil. A gente tem que evitar de qualquer jeito o fantasma. Aquele verde ali.

JÚLIO

Por quê?

THIAGO

Porque ele gruda no cavaleiro branco, entra nele e começa a controlar o corpo dele.

JÚLIO

Legal.

THIAGO

Aí ele começa a se multiplicar e desse jeito vai destruindo todo o exército de cavaleiros.

JÚLIO

(Olhando para o jogo.)
Quer que eu pegue uma cerveja enquanto você morre no fantasma verde do mal?

THIAGO

Eu não vou morrer no fantasma verde do mal!

(Som do videogame que indica que o personagem morreu.)

JÚLIO

Não. Imagina.

THIAGO

Ah! Você me desconcentrou.

JÚLIO

(Rindo de modo sedutor.)
Bom saber. Agora que você já terminou...

THIAGO

Eu não terminei. Ainda tenho mais uma vida.

JÚLIO

Só uma vida pra ir até o fim?

THIAGO

Uma vida não é tudo o que a gente tem?

(Júlio sai.)

THIAGO

Oi, Júlio, prometo que esse vai ser o último *e-mail* que te escrevo. Mesmo. Todo esse tempo sem resposta está me convencendo de que você não quer falar comigo. Só precisava te dizer que comecei a fazer terapia por causa dos meus apagões de memória, isso torna o processo mais lento, mas tenho descoberto muitas coisas.

É MUITO DIFÍCIL
UM QUEBRA-CABEÇA
EU NÃO CONSIGO
PORQUE NÃO ENTENDO

O QUE SE PASSA NA MINHA CABEÇA
COMO ISSO ANDA ATRAVÉS DOS SENTIDOS
PERCORRE O VAZIO DAS MINHAS LEMBRANÇAS
E SE ALOJA NO MEU CORAÇÃO

Isso torna o processo mais lento, mas tenho descoberto muitas coisas.

É BEM DEMORADO
IGUAL CONTA-GOTAS
FAÇO UM ESFORÇO
REFAÇO MEUS PASSOS

OLHO DE NOVO PARA TODO O CAMINHO
PRESTO ATENÇÃO, MAS SÓ VEJO PEDAÇOS
LEIO UMA HISTÓRIA FALTANDO PALAVRAS
EU TENTO MUITO, MAS NÃO SEI QUEM SOU

Queria muito saber de você e te colocar a par do que está acontecendo por aqui. Na verdade, Júlio, o que eu queria dizer mesmo era...

LEMBRO TODO DIA DE VOCÊ
PENSO O TEMPO TODO EM VOCÊ
NADA ALIVIA A MINHA ANGÚSTIA
NADA JUSTIFICA O QUE EU TE FIZ

LEMBRO TODO DIA DE VOCÊ
PENSO O TEMPO TODO EM VOCÊ
NADA ALIVIA A MINHA ANGÚSTIA
NADA JUSTIFICA O QUE EU TE FIZ

Espero que você esteja bem. Um beijo. Thiago.

(Thiago vai sair, mas Júlio entra e Thiago volta.)

JÚLIO

Oi, Thiago. Eu sei que demorei para responder. Eu tinha te bloqueado e as suas mensagens foram parar na caixa de *spam*. Essa semana eu fui fuçar e achei os seus *e-mails* lá. *(Thiago volta.)* Por acaso, olhei no celular e vi que hoje faz um ano que a gente terminou. Coincidência, né? Ou não. Sei lá. Que bom que você está imerso na busca pelo autoconhecimento, eu só me sinto na obrigação de te dizer uma coisa: você vai precisar de coragem, porque esse processo vai ser doloroso e inconveniente. Júlio.

CENA II

(Dentro do consultório da Médica. Ela é seca, mal-humorada e fica o tempo todo mexendo nos papéis que estão sobre sua mesa.)

MÉDICA

Essa vermelhidão na pele é uma urticária. Eu vou te passar uma pomada e uns comprimidos pra isso. Deve desaparecer totalmente em duas semanas no máximo.

THIAGO

Que bom! A coceira está incomodando muito.

MÉDICA

Você sentiu mais alguma coisa? Febre, dor de cabeça?

THIAGO

Não.

MÉDICA

Nem dor nas articulações?

THIAGO

Não.

MÉDICA

Notou aumento de gânglios na região do pescoço?

THIAGO

Não.

MÉDICA

Nem atrás das orelhas?

THIAGO

Não.

MÉDICA

Axilas?

THIAGO

Não.

MÉDICA

Tosse, dor de garganta, náusea, diarreia, diminuição do apetite, perda de peso?

THIAGO

Também não. Não estou sentindo nada, é só a urticária mesmo.

MÉDICA

Eu vou pedir mais exames pra você. Vamos colher fezes e urina, exames de rotina. Vamos colher sangue regularmente, porque nós temos que saber como está a carga viral e o CD4. Você sabe o que é isso?

THIAGO

Eu andei pesquisando...

MÉDICA

Dr. Google, né? Sei... Carga viral é a quantidade do vírus HIV presente em uma certa quantidade de sangue. Quanto menor essa contagem, melhor. Com esse exame eu consigo saber o estágio da doença e qual será o melhor tratamento pra você. Se a carga viral estiver alta, a gente já entra com a medicação. Se não, dá pra esperar mais um pouquinho.

THIAGO

E CD4...

MÉDICA

É a contagem dos seus linfócitos, que são as células mais importantes do seu sistema imunológico. Quanto mais baixa essa contagem, mais propenso você fica a doenças oportunistas. Numa pessoa normal, o CD4 está entre quinhentos e mil e duzentos.

THIAGO

Ah... E numa pessoa "anormal"?

MÉDICA

Não pode estar abaixo de trezentos e cinquenta. Se começar a cair, temos que entrar com o medicamento. Nunca pode ficar abaixo de duzentos, se ficar...

THIAGO

O que tem?

MÉDICA

Internação.

THIAGO

Ah...

MÉDICA

Esses dois exames você vai refazer de três em três meses. Precisa acompanhar direitinho esses números, entendeu?

THIAGO

Entendi. Agora...

MÉDICA

Agora você tem que evitar coisas que possam fragilizar a sua saúde, principalmente enquanto a gente ainda não tem as contagens e não inicia efetivamente o tratamento. Você se alimenta direito?

THIAGO

Sim, eu...

MÉDICA

Hambúrguer com batata frita não conta. É fruta, verdura, legume, comer regularmente de três em três horas, essas coisas. Usa droga?

THIAGO

Não.

MÉDICA

Mas já usou.

THIAGO

Só baseado.

MÉDICA

Bebe?

THIAGO

Socialmente.

MÉDICA

Fuma?

THIAGO

Sim.

MÉDICA

Pare.

THIAGO

É que me acalma...

MÉDICA

Pare. *(Voltando a olhar os exames.)* O seu exame deu sífilis também.

THIAGO

Eu sei.

MÉDICA

Eu vou te passar quatro injeções de Benzetacil que você toma aqui mesmo. A primeira, já pode tomar hoje; a segunda, na semana que vem. Já vou avisando que dói.

THIAGO

Ah... Obrigado.

MÉDICA

Aqui estão as prescrições, os pedidos de exame, o pedido das injeções. Você tem que seguir tudo à risca.

THIAGO

Certo.

MÉDICA

Bom, outra coisa. Você precisa avisar a pessoa que te passou. Você sabe quem foi?

THIAGO

Sei. Quer dizer... Eu desconfiava de dois, mas agora eu tenho certeza de que foi um deles.

MÉDICA

Dois? Você desconfiava de dois?

THIAGO

É...

MÉDICA

Quer dizer que você sai transando sem camisinha por aí?

THIAGO

Não.

MÉDICA

Se você desconfiava de dois, significa que pelo menos com esses dois você transou sem camisinha.

THIAGO

Doutora, essa consulta está meio difícil para mim.

MÉDICA

Eu não estou aqui pra facilitar a sua vida, tenho que falar a real pra você.

THIAGO

Mas não tem um outro jeito de fazer isso? Esse jeito é meio constrangedor.

MÉDICA

Constrangedor é o estado que você vai ficar se não se cuidar direito.

THIAGO

Você está colocando as coisas de uma maneira muito dura. Eu não tenho sintomas, a minha saúde é ok.

MÉDICA

Se a sua saúde fosse "ok", a essa hora você estaria correndo no Ibirapuera, não sentado aqui na minha frente.

THIAGO

Eu tenho lido, eu tenho me informado, dá pra levar uma vida normal.

MÉDICA

(Ficando cada vez mais raivosa.)
Dá, sim, meu querido. Você vai ler isso nos *blogs*, vai ouvir isso dos seus amigos, da sua família, vai ler um monte de histórias de superação, de gente que num primeiro momento "levou um choque" e, depois, *(muito irônica)* decidiu viver, optou pela vida. Você vai ver gente que ficou até melhor depois do HIV, porque passou se conhecer. Você vai ler coisas lindas, mas a minha função aqui é ser a vaca que vai te dizer que você fez merda e que aí fora ainda tem gente morrendo de aids.
(Quer entregar o envelope com os exames para Thiago, mas ele não se mexe.)

THIAGO

Por que você está fazendo isso?

MÉDICA

Não dava pra se conhecer melhor sem um vírus acabando com as suas defesas?

THIAGO

Por que você está fazendo isso?

MÃE

Eu? Por que EU estou fazendo isso? Porque eu te amo, Thiago. Eu quero saber é por que VOCÊ está fazendo isso comigo?

THIAGO

Eu? Eu não fiz nada. Onde você achou isso?

MÃE

Na sua gaveta, escondido dentro de uma meia. Nem esconder direito as coisas você sabe. Thiago, isso é uma carta de amor.

THIAGO

E daí?

MÃE

De um menino!

THIAGO

Você não tinha o direito de mexer nas minhas coisas.

MÃE

Não me vem com essa agora! Você está debaixo do meu teto, eu mexo no que eu quiser.

THIAGO

Sou, sim. É isso que você quer saber? Pronto!

MÃE

Ai, meu Deus!

THIAGO

O que você quer que eu faça, mãe? Você acha que eu acordei um dia e decidi: "Puxa, minha vida está meio chata, acho que vou 'virar *gay*' pra dar uma animada".

MÃE

É amizade errada! Como foi que você botou isso na cabeça? Quem é esse rapaz da carta?

THIAGO

Não interessa.

MÃE

Você me diga quem é esse menino, senão eu vou descobrir e aí vai sobrar pra todo mundo, inclusive pra ele.

THIAGO

É um professor.

MÃE

Então não é um menino, é um homem! Você é menor de idade. Isso é crime! Você não pense que eu não sou capaz de ir na escola e...

THIAGO

Não, mãe, ele não me seduziu. Ele não dá mais aula na escola faz tempo. Foi meu professor há uns três anos, só um semestre, depois saiu.

MÃE

Três anos? Você tinha catorze!

THIAGO

Pra mim, ele era o máximo. Já estava apaixonado e nem sabia.

MÃE

Não fale na minha frente que você está apaixonado por um homem.

THIAGO

Você já descobriu, que diferença faz?

MÃE

Você falando é diferente.

THIAGO

Ele saiu da escola e eu nunca mais encontrei com ele. Aí, outro dia eu fui no cinema com a Mari e ele estava lá. Eu fui falar com ele, a gente começou a bater papo e... A gente tá saindo.

MÃE

Saindo?

THIAGO

Namorando, mãe.

MÃE

Ele é bem mais velho que você.

THIAGO

Nada a ver.

MÃE

Você não tem noção do que está fazendo, mas ele tem!

THIAGO

Ele não foi o primeiro, mãe!

MÃE

Como é que é?

THIAGO

Eu já saí com outros caras. Eu saio só com caras desde os quinze.

MÃE

Isso pode ser só curiosidade.

THIAGO

Em dois anos já deu pra matar a curiosidade, né? Eu não tenho atração por meninas, mãe!

MÃE

A gente pode ver uma psicóloga, procurar um tratamento.

THIAGO

Puta que pariu, mãe! Eu não estou doente!

MÃE

Pelo amor de Deus! E eu achando que você namorava a Maristela, não se desgrudam. Não dá pra aceitar. Não dá.

THIAGO

Eu não posso fazer nada.

MÃE

Então você não vai me dar netos.

THIAGO

E quem disse que se eu fosse hétero eu daria? Mãe, não tem nada de errado comigo, você está fazendo uma tempestade num copo de água.

MÃE

Tem a aids. Você vai pegar aids, Thiago! Você vai pegar aids!

THIAGO

Era isso que você queria, né? Um castigo. Uma punição.

MÉDICA

Oi?

THIAGO

Era isso...

MÉDICA

Você está bem?

THIAGO

(Atordoado.) O quê?

MÉDICA

Tudo bem?

THIAGO

Sim.

MÉDICA

Vou repetir então: você precisa avisar a pessoa que te passou. Você sabe quem foi?

(Thiago vomita no lixo do consultório. Entra Júlio. Enquanto Júlio canta, a Médica ajuda Thiago. Thiago se recupera. A Médica sai. Thiago olha as prescrições e os pedidos de exame e os rasga. Thiago sai.)

JÚLIO

É DOLOROSO E INCONVENIENTE
UMA VIAGEM NUM CAMINHO TRISTE
QUE SE ARRASTA MUITO LENTAMENTE
DOR AGUDA, LÂMINA CORTANTE

E SE SUPORTA PACIENTEMENTE
ESSE PROCESSO DEMORADO E DURO
NÃO FUNCIONA QUANDO VOCÊ MENTE
SEJA HONESTO AO MENOS NESSE INSTANTE

SINTA A DOR COMO EU SENTI
VIVA A DOR COMO EU VIVI

SERÁ PENOSO E IMPERTINENTE
BUSCAR O PRÓPRIO ROSTO NESSE ESPELHO
OLHAR PERVERSO, FRIO E DOENTE
ALMA FRACA E REPUGNANTE

SINTA A DOR COMO EU SENTI
VIVA A DOR COMO EU VIVI
SINTA A DOR COMO EU SENTI
VIVA A DOR COMO EU VIVI

JÚLIO

Parece que ainda tem muita coisa pra você descobrir na terapia antes de querer retomar contato comigo. Continua, estou te acompanhando, mas falar comigo pessoalmente, sinceramente, não sei se vai rolar.

CENA III

(Entra Thiago.)

THIAGO
Maristela! Maristela!

MARISTELA
Oi!

THIAGO
Vem aqui na minha casa!

MARISTELA
Já estou descendo!

THIAGO
Eu preciso te mostrar uma coisa!

MARISTELA
O que que é?

THIAGO
Vem aqui ver! É muito legal!

MARISTELA
(Aproximando-se de Thiago.)
Pronto. O que que é?

THIAGO
É isso!

(O Pai de Thiago entra em cena. Thiago o pega pela mão e o leva para o centro da sala. Maristela vê aquele estranho e fica tímida.)

É o meu pai! Esse aqui é o meu pai! Ele veio! Vai levar a gente na festa e vai ver a gente dançar e tudo.

PAI

Quem é essa, filho? É sua namoradinha?

THIAGO

É.

MARISTELA

Não sou, não!

THIAGO

É, sim! Ela está na minha classe. A gente vai casar.

PAI

Ê filhão!

MARISTELA

Você é o pai do Thiago?

PAI

(Para Maristela.)
Que bonitinha que você é! Como é o seu nome?

MARISTELA

Maristela.

PAI

Você está muito chique nesse vestido.

MARISTELA

Eu não sou namorada.

THIAGO

Se a gente vai casar, é porque você é minha namorada.

MARISTELA

O meu pai era namorado da minha mãe. Aí, depois, eles casaram, e aí, depois, eu nasci.

PAI

Inteligente você.

MARISTELA

Você era namorado da mãe do Thiago?

PAI

(Hesita em responder, fica constrangido.)
Era... Era sim! A gente era namorado...

THIAGO

Aí, depois, eu nasci.

MARISTELA

Vocês não casaram primeiro?

PAI

A gente namorou bastante, nosso namoro durou...

MÃE

Duas vodcas.

THIAGO

Aí, depois, eu nasci.

MARISTELA

Você vai vir no aniversário dele?

THIAGO

Vai, sim. Vai, né pai?

PAI

Claro! Seis anos, já é um homem, né filhão?

MÃE

Ele vai fazer cinco.

THIAGO

Vai ser a festa do Chapolin.

PAI

Então papai vai trazer uma roupa do Chapolin Colorado de presente pra você.

THIAGO

Oba!

MÃE

Filho, se a gente não for logo, você vai se atrasar pra festa. Onde já se viu uma quadrilha sem o noivo e a noiva? *(Para o Pai.)* Trouxe o paletó?

PAI

Opa! A roupa do noivo está aqui na mochila! Paletó, gravata... *(Procurando na mochila.)* Puxa, esqueci o chapéu.

MÃE

Sabia! Eu comprei. Pega lá na cama da mamãe o chapéu, filho?

THIAGO

Tá. *(Sai para pegar o chapéu.)*

MÃE

Não promete se não for cumprir.

PAI

Claro que eu vou cumprir.

MÃE

Cada vez que você diz que vem, ele não sai da janela.

PAI

Já falei que eu venho.

(Thiago entra. O Pai segura o paletó e a gravata.)

MÃE

Dá aqui pra mamãe, Thiago.

THIAGO

Não, mãe, é gravata, você não sabe. É de menino.

MÃE

Arruma, então, papai.

PAI

Arrumo, claro! Vem aqui. Vamos pentear esse cabelo primeiro.

MÃE

O cabelo é por último. Ainda vai colocar a gravata pela cabeça, despenteia tudo.

PAI

Posso arrumar o menino?

MÃE

Tá.

PAI

A gente arruma a gravata, aí coloca o paletó e, por último, o chapéu. Tem que ficar bem bonito pra dançar quadrilha. *(Termina de arrumar.)* Aê! Vai catar todas as menininhas.

MÃE

Faltou lápis de olho. *(Tirando o lápis da bolsa.)*

PAI

(Repentinamente bravo. Rude.)
Pra quê lápis de olho?

THIAGO

É pra desenhar o bigode, pai.

PAI

Ah, o bigode! *(A Mãe desenha o bigode.)* Pronto! Olha que "chique no úrtimo" esse noivo!

MARISTELA

Quer ver a musiquinha que a gente vai cantar no casamento?

PAI

Quero.

(Enquanto as crianças cantam a música, os pais tentam fugir um do olhar do outro. Um desconforto enorme toma conta deles.)

MARISTELA

NO DIA DO CASAMENTO
BOTEI UM VESTIDO BRANCO
O NOIVO VEIO DE TERNO
E MONTADO NUM JUMENTO

THIAGO

A NOIVA TODA ENFEITADA
COM GRINALDA DE JASMIM
NERVOSA, TEVE SOLUÇO
NA HORA DE DIZER "SIM"

MARISTELA e THIAGO

O PADRE CASOU A GENTE
DEPRESSA E SEM MUITO LUXO
FOI LOGO PROS FINARMENTE
POIS QUERIA ENCHÊ O BUCHO

AI, AI, AI, AI
CANSEI DE NAMORAR
AI, AI, AI, AI
EU QUERO É ME CASAR
ESTE É O MEU AMADO
É ESTE O MEU PAR

(No meio da música, a postura de Maristela e Thiago muda e eles se tornam adolescentes. Pai e Mãe saem de cena.)

AO MEU LADO TODO O TEMPO
CAMINHAMOS SEMPRE LADO A LADO
NUMA VIDA DE MÃOS DADAS
SEMPRE ESTEVE VOCÊ
VOCÊ
VOCÊ
E QUEM DIRÁ QUE NÃO FOMOS
UM DO OUTRO?

(Thiago e Maristela no sofá. Ambos olham o conteúdo de dentro de uma caixa de sapatos. São fotos.)

THIAGO

Olha essa! Meu, quando foi isso?

MARISTELA

Na festa junina do parquinho.

THIAGO

Que festa junina?

MARISTELA

Vai dizer que você não lembra?

THIAGO

Não, não lembro.

MARISTELA

Não pira, Thi.

THIAGO

Não lembro! Verdade!

MARISTELA

Thi, você é mó sequelado.

THIAGO

Vou fazer o quê?

MARISTELA

Foi no ano que a gente se conheceu.

THIAGO

Teve um ano que a gente se conheceu?
Para mim a gente se conhece desde sempre.

MARISTELA

Foi no parquinho, turma da Tia Lilian. Nessa foto a gente tinha 5 anos, fomos os noivinhos da quadrilha. Caralho, já faz dez anos que a gente se conhece.

THIAGO

Eu não fico contando.

MARISTELA

A gente se conheceu e já casou.
Só falta namorar, né?

THIAGO

Só se for em outra encarnação, Mari.

MARISTELA

Idiota.

THIAGO

Minha cara estava bem esquisita, acho que eu não gostei muito de casar com você.

MARISTELA

Olha só! Olha o bico de choro!

THIAGO

Deve ter sido porque me obrigaram a casar com mulher.

MARISTELA

Ai besta! Foi porque o seu pai não apareceu.

THIAGO

?

MARISTELA

Naquele dia, ele foi na sua casa. Ele que te arrumou assim de noivinho. Penteou seu cabelo e tudo. Ficou dizendo que eu era sua namorada.

THIAGO

Coitado. Não me conhecia mesmo.

MARISTELA

Mas eu não me lembro direito da cara dele.

THIAGO

Minha mãe disse que ele aparecia nos aniversários. O último foi o de 8 anos, depois não veio mais.

MARISTELA

Eu me lembro do aniversário de 8 anos! Ele te levou uma roupa de Batman de presente. Você gostou tanto daquilo que vestiu na hora. Olha aqui a foto dele com você no "Parabéns"! Nossa, nariz batatudo que nem o seu.

THIAGO

Vou te mostrar o que é batatudo.

MARISTELA

Mas é parecido mesmo! Olha aqui!

THIAGO

Nem dá pra ver, ele tá com a cabeça baixa.

MARISTELA

Claro que dá pra ver, olha aqui a sombra.

THIAGO

Tá bem louca.

MARISTELA

Louca é você.

THIAGO

Pega aí outra foto pra gente ver.

MARISTELA

Essa daqui é do seu aniversário de 7 anos. Decoração da "Família Dinossauro".

THIAGO

Cadê ele?

MARISTELA

(Procurando na caixa de fotos.)
Deve estar por aqui.

THIAGO

Tem minha avó, minha mãe, minhas primas, a Patty, a Lu, a Rafaela. Olha eu aqui!

MARISTELA

Nessa aqui você tinha 6 anos.

THIAGO

Como você sabe tudo isso?

MARISTELA

Porque eu lembro! Mas, Thi, nem dos aniversários?

THIAGO

De nada. Quem é esse menino aqui?

MARISTELA

O Felipe, meu irmão.

THIAGO

O Felipe era loiro?

MARISTELA

Esse aniversário foi quando eu peguei catapora, mas ainda não tinham estourado as feridinhas. Passei catapora pra festa inteira!

THIAGO

Esse aqui foi o do "Chapolin".

MARISTELA

Bonitinho, mas cara de choro também.

THIAGO

Mas cadê o meu pai?

MARISTELA

Olha essa aqui: minha mãe, sua mãe e sua avó. Cada cabelo esquisito que elas usavam, né?

THIAGO

(Começando a notar algo estranho.)
Mari...

MARISTELA

(Ainda se divertindo.)
Gente, que roupa é essa?

THIAGO

Mari...

MARISTELA

Fala...

THIAGO

Não tem mais foto dele aqui. Só tem uma comigo vestido de Batman. Oito anos.

MARISTELA

Não mesmo.

THIAGO

Meu, não é possível.

MARISTELA

Mas você não disse que ele vinha nos aniversários e que o do Batman foi o último?

THIAGO

Foi o que a minha mãe me disse ou foi o que eu sempre pensei... Não sei mais... Mari, você percebeu?

MARISTELA

O quê?

THIAGO

O aniversário de 8 anos não foi o último em que ele veio.

MARISTELA

Não?

THIAGO

O aniversário de 8 anos, o do Batman, foi o único em que ele veio.

(Ouve-se uma buzina. Pai e Mãe estão em cena novamente.)

MÃE

Maristela, sua mãe já está tirando o carro, está na hora de ir pra festa. Peguei a máquina pra tirar umas fotos bem bonitas. Vem, Thiago.

THIAGO

Eu quero ir com o meu pai.

PAI

Vai indo com a sua namoradinha, filho.

THIAGO

Você não vai?

PAI

Vou, claro que eu vou! É que o noivo chega antes de todo mundo, os convidados só chegam depois. Eu vou só arrumar a minha mochila e a gente vai, tá?

MÃE

NÃO, FILHO, PAPAI NÃO CHEGOU
EU ACHO QUE JÁ ESTÁ CHEGANDO AÍ, MAS...
NÃO, FILHO, PAPAI NÃO VEM MAIS
EU SEI BEM QUE QUERIA ESTAR AQUI, MAS...
NÃO, FILHO, FALOU QUE NÃO VEM
ESTÁ PRESO NO TRÂNSITO AGORA
NÃO VEM TE PEGAR PARA PASSEAR
ESQUECE

NÃO, FILHO, PAPAI AVISOU
LIGOU AGORA, DISSE QUE JÁ CHEGA
NÃO, FILHO, NÃO DEU PARA ELE VIR
FALOU QUE UM OUTRO DIA ELE APARECE
NÃO, FILHO, NÃO DÁ PARA ESPERAR
JÁ TEM MUITA GENTE INDO EMBORA
MELHOR IR CANTAR "PARABÉNS"

NÃO CHORA
ME ABRAÇA
DEMORA
MAS PASSA

NÃO, FILHO, FALOU QUE SAIU
EU ACHO QUE JÁ ESTÁ ALI NA ESQUINA
NÃO, FILHO, O CHEFE CHAMOU
POIS TEVE UM PROBLEMINHA LÁ NA FIRMA
NÃO, FILHO, NÃO ADIANTA ESPERAR
SAI DESSA JANELA E VEM PRO ALMOÇO
DE DIA DOS PAIS

(Ao telefone, falando com raiva.)

Escute aqui! Você promete que vem, não cumpre e depois eu que tenho que consolar o menino. Se for pra fazer assim, é melhor não vir mais. Eu não preciso de você pra nada. Você só faz mal pra ele. *(Desliga o telefone, dirige-se ao Thiago.)* Não chora, filho... Esquece isso. Esquece tudo. Se você esquecer, você vai ficar bem forte e não vai doer mais.

NÃO CHORA
ME ABRAÇA
DEMORA
MAS PASSA

JÚLIO

Um pobre menino abandonado, lutando sozinho contra as porradas da vida. Patético. Não sei se você sabe, mas tem uma hora que começa a ficar feia essa história de botar a culpa nos pais.

(O Padrasto entra e se coloca ao lado da Mãe.)

MÃE

NÃO, FILHO, NÃO PODE BRINCAR
PORQUE O PADRASTO TEM DOR DE CABEÇA
NÃO, FILHO, FUI EU QUE CAÍ
EU SEI QUE FICOU ROXO, MAS JÁ SARA
NÃO, FILHO, CHUTOU A TV
PORQUE SEU PADRASTO, SE BEBE
FICA NERVOSO DEMAIS
ESQUECE

NÃO, FILHO, NÃO PODE SAIR
PORQUE O PADRASTO NÃO SUPORTA FESTA E...
NÃO, FILHO, NÃO PODE JOGAR

PORQUE ELE SE ENFURECE COM O BARULHO
E...
NÃO, FILHO, NÃO PODE FICAR
PORQUE O SEU PADRASTO
PEDIU PRA ESCOLHER...

THIAGO

Escolher?

MÃE

ENTRE ELE E VOCÊ.

CENA IV

(Thiago está jogando videogame no quarto, não tira o olho do jogo enquanto ouve a conversa na sala.)

PADRASTO

Você fritou bife?

MÃE

Não.

PADRASTO

Então, que cheiro é esse?

MÃE

Credo!

PADRASTO

Que cheiro horrível! Eu falei que eu não queria cheiro de carne nessa casa.

MÃE

Você é vegetariano, ele não. Adolescente precisa comer direito.

PADRASTO

Eu vou falar com ele!

MÃE

Ele está no quarto, deixa. Olha, vou abrir as janelas, já passa.

PADRASTO

Já não basta aquela porra de *videogame* o dia inteiro? Moleque folgado.

MÃE

Folgado, não! Ele trabalha, ele estuda. Não pode se distrair um pouquinho? E ele sempre foi louco por *videogame*.

PADRASTO

Fica essa musiquinha chata do caralho no meu ouvido.

MÃE

Eu peço pra ele tirar a musiquinha, resolve o problema.

PADRASTO

Você mimou demais esse moleque, vai acabar virando a mão.

MÃE

(Alarmada.)
Por que você tá falando isso?

PADRASTO

Porque, na idade dele, eu já estava pegando no pesado, trabalhando duro.

MÃE

Ele trabalha bastante, não tem isso de virar a mão, não! Tá louco?

PADRASTO

Mas eu trabalhava em restaurante, carregando saco de batata. Sei não, esse negócio de trabalhar em loja de perfume de *shopping*, pra mim, é coisa de bicha.

MÃE

Que bobagem! Então trabalhar honestamente é coisa de bicha agora?

PADRASTO

Nunca vi ele com namorada nenhuma. Muito estranho isso.

MÃE

Mas que implicância! Ele chega, vai direto pro quarto, não te dirige a palavra, fica lá fazendo as coisinhas dele. Não sei o que tanto te incomoda.

PADRASTO

(Sarcástico. Rindo.)
Presta atenção no seu filho, hein? Daqui a pouco, ele vai chegar com um barbudo dizendo que é seu genro.

MÃE

Para, por favor.

PADRASTO

Ou pior ainda: vai começar a se vestir de mulher.

MÃE

Não fala assim.

PADRASTO

Falo do jeito que eu quiser, estou dentro da minha casa! Não sou obrigado a aguentar aporrinhação, ainda mais de filho dos outros.

MÃE

Ele não é "filho dos outros", ele é meu filho. Eu já te pedi pra não falar assim.

PADRASTO

Filho dos outros, sim! Esse moleque não tem o meu sangue, tá ouvindo? *(Bate com os dedos no próprio braço, fazendo o gesto de uma enfermeira quando procura veia.)*

MÃE

Não fala assim!

PADRASTO

Se não tem o meu sangue, é filho dos outros! *(Fala na direção do quarto.)* Você não tem o meu sangue! Está ouvindo? Até porque, se tivesse, seria bem mais macho!

(O som do videogame para. Thiago sai do quarto. Ele e o Padrasto se olham furiosamente. O Padrasto avança em direção a Thiago, mas é impedido pela Mãe, que o segura pelos braços. Thiago tenta falar alguma coisa, mas a Mãe não deixa.)

PADRASTO

(Para a Mãe.)
Escolhe. *(Sai.)*

MÃE

(Para Thiago.)
Você ia contar pra ele, é? Não tem juízo? Se ele descobrir, nem sei o que é capaz de fazer.

THIAGO

Uma hora ele vai descobrir.

MÃE

Não provoca que vai ser pior. Você sabe como ele é.

THIAGO

Ele te mandou escolher.

MÃE

Escolher o quê?

THIAGO

Entre mim e ele.

MÃE
É da boca pra fora, filho.

(Pausa.)

THIAGO
Mãe.

MÃE
O que é?

THIAGO
Eu vou embora.

MÃE
O quê?

THIAGO
Eu vou morar em outro lugar.

MÃE
Não precisa, filho, ele fala assim quando está nervoso.

THIAGO
Não dá, mãe. Eu já devia ter feito isso antes.

MÃE
Mas pra onde você vai?

THIAGO
Vou procurar um quarto pra alugar. Se der sorte, consigo uma quitinete com preço legal.

MÃE
Você tem certeza?

THIAGO

Já faz cinco anos, eu não aguento mais nem um minuto disso aqui, mãe. Durmo uns dias na casa da Mari e, depois, arranjo um lugar pra mim. Vou arrumar a minha mochila.

MÃE

Filho, é só por um tempo, viu?

THIAGO

Eu sei que não é.

(Pausa. Mãe e Thiago se olham por um tempo. Celular apita. Thiago vai até o quarto para atender.)

MARISTELA

Thi, está tudo bem por aí?

THIAGO

Está, sim.

MARISTELA

Tem certeza? Ouvi uns gritos.

THIAGO

Mari, eu posso ficar uns dias aí na sua casa?

MARISTELA

Aconteceu alguma coisa?

THIAGO

Nada. Não aconteceu nada. Resolvi que vou morar sozinho.

MARISTELA

Uau, que novidade! Pra onde você vai?

THIAGO

Tem umas quitinetes pra alugar a umas três quadras daqui. O preço está bom e é na cara do metrô. Estou tirando umas comissões bem legais lá na loja, já dá pra eu ter o meu canto.

MARISTELA

E a sua mãe?

THIAGO

Está de boa.

MARISTELA

E o seu padrasto?

THIAGO

Também.

MARISTELA

Mesmo? Tem certeza?

THIAGO

Sim, estão me dando a maior força.

MARISTELA

Então, que legal!

THIAGO

Chega uma hora que a gente tem que sair de casa, né? Eu só queria dormir uns dias na sua casa pra gente passar a madrugada vendo de filme de terror, chupando bala de café, comendo pizza.

MARISTELA

Mas tem que sobrar pizza pra gente comer fria no café.

THIAGO

Óbvio!

MARISTELA

Está bem. Vou adorar você aqui.

(Thiago sai, a Mãe fica sozinha na cozinha.)

MÃE

NÃO CHORA
ME ABRAÇA
DEMORA
MAS PASSA

(Música eletrônica. Luzes de balada. Uma Drag queen MC.)

CENA V

DRAG QUEEN

Boa noite, monas, *bees*, barbies, sapatilhas, sandalhinhas e caminhoneiras. Estamos aqui para sua diversão e entretenimento sadio. Eu, Alice Wunderwonder, pai alemão, mãe inglesa, a combinação perfeita de salsichão e uísque.

VOCÊ DISSE QUE EU ERA NADA
E ME TRATOU DA MANEIRA ERRADA
O MEU JEITO NÃO TE AGRADA
MAS NÃO ESTOU AQUI PRA SER PISADA

AGORA EU FAÇO O QUE ESTOU A FIM
AGORA EU SÓ DESFILO O MODELÃO
AGORA A VIDA VAI SORRIR PRA MIM
AGORA É SÓ BABADO E CONFUSÃO

NÃO FAZ A LOKA
NÃO VEM ME GONGAR
NÃO FAZ A LOKA
PORQUE EU VOU ME JOGAR

NÃO FAZ A LOKA
NÃO VEM ME GONGAR
NÃO FAZ A LOKA
QUE HOJE EU VOU BRILHAR

Gente, cheio de bicha velha aqui hoje! O que é que tá rolando? Convenção anual das donas de antiquário? Ai, elas vêm de echarpe! Elas se arrumaram, elas deram aquela retocada na raiz, acabaram com o estoque de acaju da Niely Gold, colocaram aquela dose de reforço de Corega na chapa pra beijar muitoooo. Ah, mas não só de cacura vive a nossa noite, vejo muitos gatinhos na nossa plateia. Gente, aquele menino ali praticamente mora aqui dentro, a fatura da Net dele já está chegando aqui na buatchy. Adoooro, viu amor? Beijo! Estou esperando aquele anel de noivado. Menos de trinta é o meu foco, é o meu *target*.

VOCÊ FEZ TUDO PRA ME MACHUCAR
E CONDENOU MEU JEITO DE AMAR
TIROU O MEU DIREITO DE FALAR
NÃO ACEITO MAIS ESTE LUGAR

AGORA EU BOTO A CARA LÁ NO SOL
E PEGO QUANTOS BOFES EU QUISER
SÓ BOY MAGIA LÁ NO MEU LENÇOL
FAZENDO TUDO, TUDO O QUE EU DISSER

NÃO FAZ A LOKA
NÃO VEM ME GONGAR
NÃO FAZ A LOKA
PORQUE EU VOU ME JOGAR

NÃO FAZ A LOKA
NÃO VEM ME GONGAR
NÃO FAZ A LOKA
QUE HOJE EU VOU BRILHAR

E olha só quem veio hoje! Sim, estou falando com a senhora mesmo, não faz a egípcia. Gostou do meu show? Se quiser me contratar, depois eu distribuo o cartãozinho. Tenho duas profissões: de noite eu sou drag e de dia, picacóloga. Sim, eu estudei picacologia e faço atendimento em domicílio. Atentos ao babado, no segundo ato eu volto, gentchy! Agora canta comigo, só as de peruca boa!

NÃO FAZ A LOKA
NÃO VEM ME GONGAR
NÃO FAZ A LOKA
PORQUE EU VOU ME JOGAR

NÃO FAZ A LOKA
NÃO VEM ME GONGAR
NÃO FAZ A LOKA
QUE HOJE EU VOU BRILHAR

MARISTELA

"Não faz a loka"! Adoro essa música!

THIAGO

Como assim? Puta música lixo, Mari!

MARISTELA

Mas faz parte desse lugar ter música ruim. Adoro música ruim! Amei a música, amei a balada. A gente pode se arrebentar de dançar sem aqueles caras com camisa de listrinha e copão de uísque se chegando, fazendo a dança do acasalamento pra toda menina da pista!

THIAGO

Discordo, eu já fiz a dança do acasalamento pra uma meia dúzia.

MARISTELA

Então você está no seu habitat natural. *(Com voz de locutor da Discovery Channel.)* As bee! Andam em bandos, alimentam-se de proteína, acasalam nas baladas.

THIAGO

Nossa, já acasalei em tanto lugar.

MARISTELA

Bom, eu vou voltar pra pista. Fica aí catando os boys!

THIAGO

(Para Mari.)
Arrasa! (Vai até o bar, o Homem de Barba está encostado no balcão.) Uma cerveja, por favor!

HOMEM DE BARBA

(Sarcástico. Rindo do mesmo jeito que o Padrasto.)
Eu pensei que você fosse mais forte.

THIAGO

Oi?

HOMEM DE BARBA

Achei que você fosse pedir alguma coisa mais forte.

THIAGO

A gente se conhece?

HOMEM DE BARBA

Não. Mas devia.

THIAGO

E desde quando você está achando coisas a meu respeito?

HOMEM DE BARBA

Desde que você entrou com a sua amiga.

THIAGO

É mesmo? E o que mais você achou de mim? Fala aí!

HOMEM DE BARBA

Bom, que você é gatinho você já sabe.

THIAGO

Ã-hã!

HOMEM DE BARBA

Vi você várias vezes por aqui...

THIAGO

Eu venho...

HOMEM DE BARBA

...passando o rodo, por sinal. Só hoje já pegou meia pista.

THIAGO

(Rindo.)
Que exagero!

HOMEM DE BARBA

Vi que foi pro banheiro com aquele menino ali, vi que ele saiu feliz, sinal de que o serviço foi bem-feito.

THIAGO

Nossa, você está prestando atenção mesmo!

HOMEM DE BARBA

Vi que você está meio alto com a cerveja, levinho, soltinho, mas acho que você está precisando de alguma coisa mais forte.

THIAGO

Você acha?

HOMEM DE BARBA

Acho. *(Thiago se aproxima dele e, então, dá um longo beijo no Homem de Barba.)* É um começo.

THIAGO

Ficou com inveja do menino?

HOMEM DE BARBA

Um pouco.

THIAGO

Então, vem pro banheiro comigo.

HOMEM DE BARBA

Vamos.

(Os dois tomam direções opostas.)

THIAGO

O banheiro é por ali.

HOMEM DE BARBA

O da minha casa é por aqui.

(No carro.)

THIAGO

Pra onde a gente tá indo?

HOMEM DE BARBA

Surpresa.

THIAGO

Hum...

HOMEM DE BARBA

Que foi?

THIAGO

Eu não gosto muito disso.

HOMEM DE BARBA

Como assim?

THIAGO

Desse tipo de coisa.

HOMEM DE BARBA

De que tipo de coisa?

THIAGO

De você me colocar em um carro e me levar pra um lugar sem me dizer pra onde.

HOMEM DE BARBA

Credo! Parece que eu sou um maníaco,
um assassino.

(Thiago faz cara de "Exatamente".)

HOMEM DE BARBA

Que horror, Thiago! Já faz um mês! Um mês que a gente está saindo e você me olha como se não me conhecesse.

THIAGO

Um mês não é nada pra alguém me colocar num carro e me levar pra algum lugar desconhecido.

HOMEM DE BARBA

E quem disse que é um lugar desconhecido?

THIAGO

Se eu não conheço, é desconhecido.

HOMEM DE BARBA

Que ansiedade, gente!

THIAGO

Não é ansiedade, eu só não gosto.

HOMEM DE BARBA

Calma, quando a gente chegar lá, você vai ver e vai gostar.

THIAGO

Você pode só me dizer onde é "lá"?

HOMEM DE BARBA

Será que você consegue não ter o controle das coisas uma vez na sua vida?

THIAGO

E será que você consegue ser um pouco menos misterioso uma vez na sua vida?

HOMEM DE BARBA

Calma, Thiago! É uma coisa boa! É só uma surpresa. Eu, hein? Por que você sempre tem que achar que as pessoas tão querendo te prejudicar? Você tá doido pra estragar isso aqui, né? Eu acho que eu já sei o que é.

THIAGO

O quê?

HOMEM DE BARBA

Nada.

THIAGO

Agora fala.

HOMEM DE BARBA

Você não quer que isso passe pra outro patamar, né?

THIAGO

Isso o quê?

HOMEM DE BARBA

Ué, a gente! Essa relação.

THIAGO

A gente não tem uma relação.

HOMEM DE BARBA

Ah, a gente não tem?

THIAGO

A gente só tá transando. Não é isso?

HOMEM DE BARBA

É que gente faz isso de um jeito que eu pensei que...

THIAGO

Pensou errado. E agora você vem com essa "surpresa". Quero deixar bem claro que eu não estou gostando nem um pouco dessa situação. E você continua dirigindo.

HOMEM DE BARBA

Nossa, que drama! Eu não sou um estranho. Eu não vou te esquartejar e te enterrar no mato. Eu estou te levando pra um lugar legal. A gente vai ter uma noite legal. Tá tudo bem. Eita, que paranoia! *(Thiago não cede.)* Quer saber? Tô quase mudando de ideia e te deixando em casa.

THIAGO

Acho que eu prefiro.

HOMEM DE BARBA

Nossa, Thiago. Puta que pariu! Você é muito bom nisso! Puta que pariu!

THIAGO

Bom em quê?

HOMEM DE BARBA

Em conseguir estragar uma noite perfeita. Eu tô voltando, eu vou te deixar em casa.

THIAGO

ok.

HOMEM DE BARBA

Puta merda! Você é incapaz de confiar em alguém.

THIAGO

Era só ter me dito pra onde a gente ia.

HOMEM DE BARBA

Deixa pra lá. Já perdeu a graça mesmo.

THIAGO

Também acho. Já perdeu a graça. *(Thiago desce do carro.)*

CENA VI

(Thiago entra na sala de espera do Hospital Emílio Ribas, em São Paulo, e pega uma senha. Um Rapaz, sentado em uma cadeira próxima, olha fixamente em sua direção.)

RAPAZ

Vai demorar.

(Thiago concorda discretamente com a cabeça.)

RAPAZ

Da última vez, eu cheguei aqui às nove da manhã e só saí ao meio-dia.

(Thiago esboça um meio-sorriso, resistindo à ideia de começar uma conversa.)

RAPAZ

Quase três horas esperando.

THIAGO

É... Hoje nem tá tão cheio.

RAPAZ

Aí é que é pior! Eles veem que tá vazio e deixam uma pessoa só no balcão.

(Thiago olha para o balcão e vê uma única atendente.)

RAPAZ

O jeito é trazer alguma coisa pra ler.

THIAGO

Você não trouxe?

RAPAZ

Não, eu esqueci.

(Thiago procura alguma coisa para ler na mochila e não encontra nada.)

RAPAZ

Qual é a sua senha?

THIAGO

(Olhando para o papel.)
Cinquenta e um.

RAPAZ

Tem quantos na sua frente? Sete?

THIAGO

Oito.

RAPAZ

A minha é quarenta e três.

THIAGO

(Olhando para o painel.)
É a próxima.

RAPAZ

Mas demora pra cacete isso aqui! Cada senha leva quinze minutos, no mínimo. É uma burocracia do cão. Eles conferem cada papel, cada carimbo, se a assinatura do médico está igual, a data. É um saco, não sei pra quê tudo isso!

THIAGO

É... *(Thiago começa a mexer no celular. O Rapaz fica em silêncio. Depois de um momento, o Rapaz volta a investir na conversa.)*

RAPAZ

Muito louco isso aqui, né?

THIAGO

O quê?

RAPAZ

A gente chega aqui achando que só vai encontrar viado, daí vê criancinha, velho, menina bonitinha... Tudo na fila!

(Thiago olha em volta.)

RAPAZ

Você se incomoda?

THIAGO

Quê?

RAPAZ

Você se incomoda que eu fale "viado"?

THIAGO

Não, pode falar.

RAPAZ

Eu fiquei surpreso quando vim pela primeira vez. Sabe, pensar que todas essas pessoas tão aqui pelo mesmo motivo, que elas precisam todas da mesma coisa, sei lá, isso de alguma forma fez eu me sentir menos errado.

(Pausa.)

RAPAZ

Faz tempo?

THIAGO

O quê?

RAPAZ

Que você tem?

THIAGO

Uns quatro anos.

RAPAZ

Tudo isso?

THIAGO

É, tudo isso.

RAPAZ

Eu descobri há três meses.

THIAGO

E... Como foi? Como tá sendo?

RAPAZ

Ah, é uma merda, né? Mas agora tá tudo meio que controlado, sabe? Sei lá. E com você?

THIAGO

Tá tudo bem. Eu comecei a tomar os remédios há pouco tempo.

RAPAZ

Mas você descobriu há quatro anos?

THIAGO

É.

RAPAZ

E só começou a tomar os remédios agora?

THIAGO

Foi. Naquela época eu meio que parei o tratamento, estou retomando.

RAPAZ

Ah, sei... Entendi. Deu um nó na cabeça, né?

THIAGO

Deu.

RAPAZ

Nossa, você parou? Perigoso, hein?

THIAGO

Eu sei, me arrependi. Não estava aceitando esse negócio. Muita coisa.

RAPAZ

Ainda bem que você voltou. Antes a fila.

THIAGO

Sim! Claro. Esse lugar também meio que entrega a gente, né?

(Os dois riem, constrangidos.)

RAPAZ

Mesmo assim.

THIAGO

...

RAPAZ

Olhando pra você, eu jamais diria.

THIAGO

Isso é um elogio?

RAPAZ

Eu acho que sim.

THIAGO

(Amistoso.)
Eu também não diria olhando pra você.

(Pausa.)

RAPAZ

Você sabe quem foi?

(Pausa.)

RAPAZ

Não é fácil falar disso, né?

THIAGO

(Calmo.)
Não é fácil falar de várias coisas.

RAPAZ

...

THIAGO

Eu não queria estar aqui, é difícil pra mim... Tudo isso... Ter que esperar nessa fila, fazer esses exames, tantos exames, eu não queria fazer parte desse grupo, eu não queria fazer parte de grupo nenhum, na verdade. Eu só queria a vida que eu tinha antes, e não tô falando de você especificamente, ou dessas pessoas, eu tô falando no geral, mas a última coisa que eu queria era estar aqui conversando sobre isso, sabe?

RAPAZ

Onde você gostaria de estar?

THIAGO

Eu acho que eu queria estar em casa agora. Jogando *videogame*. E você?

RAPAZ

Em casa me montando. Tenho um *show* mais tarde.

THIAGO

Você é *drag*?

RAPAZ

Sim.

(O Homem de Barba entra na sala e pega uma senha. Thiago olha surpreso para ele e abaixa a cabeça discretamente, tentando não ser visto. O Homem de Barba olha para ele e o cumprimenta com a cabeça. Thiago disfarça.)

RAPAZ

Foi ele?

THIAGO

O quê?

RAPAZ

O homem de barba ali?

THIAGO

...

RAPAZ

Foi ele, não foi?

(Pausa.)

THIAGO

E pra você, você sabe quem passou?

RAPAZ

Meu ex.

THIAGO

(Desconfortável.) E ele não sabia que...

RAPAZ

Sabia, sim, mas não falou nada.

THIAGO

Putz!

RAPAZ

Quis fazer uma surpresa.

THIAGO

...

RAPAZ

Ele odiava camisinha. Eu, apaixonado, topei.

THIAGO

Mas como você sabe que ele sabia?

RAPAZ

Um dia eu fiz o teste e, quando eu fui contar que tinha dado positivo... *(Corta a fala.)* O pior de tudo é que eu tava preocupado por ter passado pra ele, sabe? Minha preocupação maior era essa, era ele! Daí, no dia em que eu fui falar, ele se entregou, ficou com uma cara de bosta, chorou e disse: "Desculpa, foi mal". Foi mal? Foi mal?! O cara literalmente fodeu com a minha vida e me diz que "foi mal"? Eu falei: "Como você faz uma coisa dessa?". E ele: "Eu não queria te prejudicar, eu nunca tive a intenção de prejudicar ninguém".

Eu falei: "Mano, se você sobe no oitavo andar de um prédio e joga um tijolo lá de cima, você tem consciência de que ele pode cair na cabeça de alguém. Você assume o risco, caralho!". *(Percebendo que se alterou.)* Desculpa.

(A luz da sala diminui. Surge um foco de luz no Homem de Barba, que está lendo uma revista, e outro em Thiago. Thiago levanta, vai até ele e posta-se em sua frente.)

THIAGO

Filho da puta! *(O Homem de Barba continua lendo sem esboçar reação.)* seu filho da puta! Você não tinha o direito! Seu...

(Thiago cospe no Homem de Barba, que vira a página da revista sem esboçar qualquer reação. Ouve-se uma música. O Homem de Barba levanta e tira Thiago para dançar "Infecto Pas de Deux".)

HOMEM DE BARBA

O NOSSO LINDO ENCONTRO CONECTO
VEIO PARA SELAR O NOSSO PACTO
FOI PURA ATRAÇÃO NUM CERTO ASPECTO,
TOTAL REPULSA APÓS PRIMEIRO IMPACTO
NA HORA PARECIA TÃO CONVICTO
QUE FOI? SE ARREPENDEU DO FACTO?

PASSOU A ME TRATAR COMO A UM ESPECTRO
NEGOU NOSSO COMEÇO BEM MAIS TÁCTIL
PASSANDO ASSIM POR MIM
TÃO CIRCUNSPECTO
DESVIA DO MEU CORPO PUTREFACTO

SURPRESA!
DANÇAMOS UM INFECTO *PAS DE DEUX*
SURPRESA!
CONECTADOS SEMPRE EU E VOCÊ
SURPRESA
UNIDOS NUM INFECTO *PAS DE DEUX*
SURPRESA!
JUNTINHOS PARA SEMPRE EU E VOCÊ

O NOSSO ESTRANHO TÉRMINO ABRUPTO,
VEIO COROAR UM DOCE RAPTO
TOTAL DECEPÇÃO. MENINO INEPTO.
FOI PURA INOCÊNCIA, FUI INAPTO
NA HORA PARECIA TÃO ADEPTO
QUE FOI? ME ACHOU UM MENTECAPTO?

PASSOU A ME TRATAR COMO A UM CORRUPTO
NEGOU O NOSSO LANCE, EU SEI, EU CAPTO
NÃO OLHA MAIS PRA MIM, SÓ PASSA RECTO
NÃO TEM NENHUM PROBLEMA, EU ME ADAPTO

SURPRESA!
DANÇAMOS UM INFECTO *PAS DE DEUX*
SURPRESA!
CONECTADOS SEMPRE EU E VOCÊ
SURPRESA!
NÃO VAI MAIS CONSEGUIR
NEGAR QUE FOI MEU
O QUE ACONTECEU
LIGOU NOSSAS VIDAS
AGORA SOMOS SÓ VOCÊ E EU

(Thiago volta para o seu lugar e senta na mesma posição em que estava antes. A luz da sala volta ao normal.)

RAPAZ

Você já falou com ele?

THIAGO

Hein?

RAPAZ

Por que você não vai até lá e fala com ele? *(Thiago está imóvel, visivelmente desconfortável com a situação.)* Se eu não tivesse falado tudo pro meu ex, eu acho que eu não ia conseguir seguir em frente, sabe? Eu precisava falar. E ele precisava me ouvir. A gente não devia ter que lidar com tudo sozinho.

THIAGO

Acho que eu vou embora. Eu venho outro dia.

(O painel de atendimento apita.)

RAPAZ

Toma. Troca comigo. Pode ir no meu lugar.

THIAGO

Não, imagina, não precisa.

ENFERMEIRA

Senha quarenta e três!

RAPAZ

Se você não for logo, eles vão chamar o próximo. Toma!

(Thiago pega a senha do Rapaz e lhe entrega a sua.)

THIAGO

Obrigado.

ENFERMEIRA

Quarenta e três!

THIAGO

Aqui! *(Thiago vai até o balcão, entrega os papéis e espera.)*

CENA VII

(Thiago e Maristela numa lanchonete. Uma mesa e duas banquetas colocadas uma de cada lado da mesa.)

THIAGO

Já sei o que eu quero: X-salada com fritas.

MARISTELA

Você nem olhou direito o cardápio, pede sempre a mesma coisa, que chato!

THIAGO

Mas se eu sei que aqui o X-salada com batata frita é bom, por que eu vou arriscar outra coisa?

MARISTELA

Pra experimentar uma coisa nova.

THIAGO

Não gosto.

MARISTELA

(Insistindo.)
Batata com molho especial pra variar?

THIAGO

Não quero variar! Pede com cheddar e bacon!

MARISTELA

Cateterismo acompanha, senhor?

THIAGO

É que o cheddar deles é maravilhoso!

MARISTELA
Criatividade zero pra você.

THIAGO
Mari.

MARISTELA
(Ainda olhando o cardápio.)
Não sei se vou no Vegano ou no Picanha duplo especial.

THIAGO
Mari.

MARISTELA
Que é?

THIAGO
Olha aquele cara.

MARISTELA
Qual?

THIAGO
Disfarça, não olha agora.

MARISTELA
(Olhando.)
O que está sentado na ponta?

THIAGO
Falei pra não olhar.

MARISTELA
Uau! Parabéns!

THIAGO
Não é?

MARISTELA
E não tira o olho daqui.

THIAGO
A gente está se olhando desde que ele entrou.

MARISTELA
Nariz sexy!

THIAGO
Você é chegada num nariz, né?

MARISTELA
E o peitoral?

THIAGO
Foi a primeira coisa que eu olhei.

MARISTELA
Parece que tem olho verde.

THIAGO
Para! Tá de sacanagem comigo. Você sabe que eu fico louco com homem de olho claro.

MARISTELA
Olha lá! Olha direito pra ver se eu tô de sacanagem, viado!

(Os dois fazem uma manobra para olhar, tentam disfarçar, mas são mais indiscretos ainda.)

THIAGO
Verde! Vou pedir em casamento agora.

MARISTELA
Eu tinha cinco filhos.

THIAGO

Eu lavava as cuecas.

MARISTELA

Ele está vindo pra cá. Disfarça.

(Paulo entra em cena, passa por eles e lança um olhar para Thiago. Thiago e Maristela ficam olhando para a bunda de Paulo quando ele passa.)

THIAGO

Gente, que bunda é aquela?

MARISTELA

Ele foi pro banheiro. Vai atrás.

THIAGO

Tá louca, bicha? Tá achando que eu vou fazer um banheirão aqui na hamburgueria?

MARISTELA

Ele passou aqui te secando, claro que ele foi pro banheiro pra você ir atrás!

THIAGO

Cala a boca!

MARISTELA

Thi, já faz o quê? Seis meses que você terminou com o Júlio?

THIAGO

Oito.

MARISTELA

Vamos fazer essa fila andar? Aliás, você ainda nem me contou por que você terminou, parecia que estavam tão bem. Aí de repente vocês terminam, o Júlio some, não fala com ninguém, nem nas noites de *games* ele vai mais.

THIAGO

Não tava rolando.

MARISTELA

Ã-hã. Não tava rolando... Meio vago, né?

THIAGO

Não tem muito o que dizer.

MARISTELA

Uma hora eu vou te pegar de jeito e você vai ter que me contar essa história com todos os detalhes.

THIAGO

Ele já saiu do banheiro?

MARISTELA

Não. Suspeito. Acho que ele está esperando por você lá.

THIAGO

Será?

MARISTELA

Se eu fosse você, ia lá conferir.

THIAGO

Tá, vamos ver.

(Thiago vai até o banheiro. Maristela coloca utensílios para tirar sangue sobre a mesa e veste um jaleco e luvas.)

ENFERMEIRA

(Falando alto.)
Quarenta e três! Senha quarenta e três!

THIAGO

(Entrando.)
Aqui.

ENFERMEIRA

(Amistosa.)
Bom dia! Tudo bem? Posso ver o pedido da médica?

(Thiago entrega um papel para ela.)

ENFERMEIRA

Jejum de doze horas?

THIAGO

Sim.

ENFERMEIRA

Vamos ver essa veia então. Coloca o braço aqui. *(Bate com os dedos na dobra do braço de Thiago.)*

THIAGO

Eu sou meio ruim de veia. Tem vez que eu saio com o braço todo machucado porque demora pra achar.

ENFERMEIRA

Comigo não porque eu sou a ninja da veia! Olha, suas veias são muito profundas, difíceis mesmo de acessar, mas tem uma aqui na mão que é ótima! Vou pulsionar esta daqui e colocar um acesso, tá? Assim eu não fico te furando. *(Pega a agulha e chega com o rosto bem perto do braço de Thiago; percebe que ele também está olhando fixamente para o próprio braço.)* Você prefere olhar? Não acha melhor virar o rosto pro outro lado?

THIAGO

Não. Eu gosto de olhar.

ENFERMEIRA

A maioria das pessoas não olha. Mulher olha mais. Homem, em geral, fica com medo, treme, tem cara que até desmaia, acredita? E não são os pequenininhos, não, são os armários, sabe? A gente vira pro lado pra pegar as ampolas e, quando eles olham pra agulha... Ploft no chão! Pior que criança.

THIAGO

Você é muito simpática.

ENFERMEIRA

Obrigada.

THIAGO

É bacana ter alguém como você aqui. Às vezes o pessoal é meio frio.

ENFERMEIRA

Um pouco tem que ser mesmo, né? A gente vê tanta coisa dentro de um hospital que, se a gente não se blindar, não vive.

THIAGO

Eu posso imaginar.

ENFERMEIRA

Tô quase terminando. Viu como foi rapidinho? Vamos colocar essa tampinha na cânula e... Espera um pouquinho, fica com o braço pra cima, eu vou só deixar seu material aqui e confirmar no sistema se é só isso mesmo. *(Se afasta por um instante.)*

THIAGO

(Thiago se mexe e a tampinha da cânula cai no chão.) Moça, a tampinha caiu no chão. Moça? *(Abaixa para pegar a tampinha e levanta de uma vez só. Sente-se tonto.)* Agora me bateu uma tontura. Girou tudo. *(Thiago tenta sentar e, sem querer, abaixa o braço. O sangue começa a sair e cair no chão. Quando ele abaixa a cabeça, vê uma pequena poça de sangue no chão e se dá conta de que é seu.)* Ai, meu Deus, eu sujei tudo aqui. *(Fala em direção da coxia.)* Por favor, será que alguém pode trazer um pano pra eu limpar o chão? *(A Enfermeira entra e se aproxima dele. Thiago se desespera.)* Não! Não pega nesse sangue! Isso é sangue contaminado! Você tá sem luvas! Não encosta nisso.

ENFERMEIRA

Calma! Calma! Eu não ia pegar. Fica tranquilo, senta aqui. *(Acalmando Thiago e calçando as luvas.)* Deixa eu tirar o acesso, a doutora disse que são só aquelas ampolas mesmo. *(Tira a agulha e a cânula, coloca um esparadrapo sobre o furo.)* Pronto.

THIAGO

Não pode pegar no meu sangue sem luvas! Ninguém pode pegar no meu sangue sem luvas!

ENFERMEIRA

Olha, não é assim. Não tenho que usar luvas apenas pra pegar no seu sangue.

THIAGO

Como?

ENFERMEIRA

Eu tenho que usar luvas pra recolher o sangue de qualquer pessoa. Aliás, eu preciso usar luvas pra tudo. Isso aqui é um hospital. O problema não é você.

THIAGO

...

ENFERMEIRA

Agora, por que você não vai até o banheiro? Lava esse rosto, joga um pouquinho de água nos pulsos e, quando você sair, vai ter um lanchinho pra quebrar o seu jejum, tá?

THIAGO

Tá bom. *(A Enfermeira está saindo e Thiago fala.)* Olha, obrigado, viu?

(Thiago sai, vai até o banheiro. A Enfermeira joga os equipamentos usados fora, coloca dois sanduíches sobre a mesa e senta-se. Thiago volta do banheiro.)

MARISTELA

Então, como é que foi? Conta tudo!

THIAGO

(Com o mesmo papel da receita na mão.)
Me deu o WhatsApp dele!

MARISTELA

Arrasou! Foi só o *whats* que ele te deu?

THIAGO

Um amasso também!

MARISTELA

Beija bem?

THIAGO

Delícia!

MARISTELA

Olhos verdes, né?

THIAGO

Verdes. Me derreti.

MARISTELA

Como ele chama?

THIAGO

Paulo.

MARISTELA

Bicha, a senhora tá poderosa.

THIAGO

Podemos comer agora? Tô uivando de fome.

MARISTELA

Chegou o lanche.

THIAGO

(Notando o sangue no chão.)
Ai, não!

MARISTELA

Que foi?

THIAGO

Derrubei o ketchup aqui!

(Thiago pega um guardanapo e limpa o ketchup do chão. Enquanto isso, Maristela recolhe todos os lanches e sai. Paulo entra e senta à mesa, trazendo duas xícaras de café. Thiago ergue-se novamente e, desta vez, está num café batendo papo com Paulo.)

THIAGO

Valeu por você ter aceitado o meu convite pra um café. A gente ficou se olhando na hamburgueria, aí você foi até o banheiro... Tomei coragem e...

PAULO

NÃO ERA NADA DISSO (NÃO?)
NÃO ERA UMA PAQUERA (NÃO?)
OLHEI DE CURIOSO (SÓ ISSO?)
OLHEI PRA VER QUEM ERA (NÃO!)

NÃO ERA NADA DISSO
MAS TAVA ENGRAÇADO (O QUÊ?)
OS DOIS DE SEGREDINHO
OLHANDO PRO MEU LADO

THIAGO

Ou seja, você não estava olhando pra mim, você nem me notou e você não foi ao banheiro para... Ô meu Deus, eu vou matar a Mari.

PAULO

NÃO SEI SE ACONTECEU
ALGUMA VEZ NA SUA VIDA
VOCÊ ALI PASSANDO E A CABEÇA DISTRAÍDA
ALGUÉM QUE SÓ OLHAVA,
TE ABORDOU E DE REPENTE
SEU DIA TÃO SEM GRAÇA
MELHOROU SENSIVELMENTE

THIAGO

Poxa, que legal. Você está sendo delicado, mas eu acho que te devo desculpas por ter sido tão invasivo.

NÃO ERA NADA DISSO
NÃO ERA UMA PAQUERA
OLHEI DE CURIOSO
OLHEI PRA VER QUEM ERA

NÃO ERA NADA DISSO
NÃO ERA UMA PAQUERA
NÃO ERA...
NÃO ERA...
MAS AGORA É...

CENA VIII

(É de manhã. Thiago e Paulo ainda estão dormindo. Paulo acorda, olha as horas no celular e percebe que Thiago nem se move na cama. Paulo volta a deitar e abraça Thiago.)

PAULO

(Abraçando e beijando Thiago.)
Ei...

THIAGO

(Sem querer acordar.)
Hummmm...

PAULO

Eeeei! Acorda...

THIAGO

Hummmm...

PAULO

Vai fingir que não é com você, é?

THIAGO

Não é comigo.

PAULO

(Rindo.)
Acorda, lindo! Já é quase meio-dia.

THIAGO

(Preguiçoso e carinhoso.)
Ahhhhh... Me deixa...

PAULO

(Ainda beijando Thiago.)
Não. Vem.

THIAGO

(Olhando para o celular.)
Onze e meia ainda, Paulo?

PAULO

Se não levantar, eu vou morder.

THIAGO

É praticamente de madrugada!

PAULO

Vou morder…

THIAGO

É sábado! *(Paulo morde de leve o ombro de Thiago, que nem se mexe.)*

PAULO

Vamos! *(Chacoalha Thiago e levanta da cama.)*
Eu tô morrendo de fome, você não tá?

THIAGO

Eu tô morrendo de sono, você não tá?

PAULO

(Rindo e começando a pegar as roupas que ficaram espalhadas pelo chão.)
Você fica engraçado com mau humor de sono.

THIAGO

Vem aqui. Volta pra cá. Fica comigo.

PAULO

(Voltando para a cama e aninhando Thiago no peito.)
Te dou mais dez minutos.

THIAGO

Só? Puta sacanagem!

PAULO

Quinze?

THIAGO

Nesse peito, no mínimo duas horas.

PAULO

Nem pensar. Café na padoca ou pulamos direto pro almoço?

THIAGO

Vamos fazer assim: a gente fica na cama mais uma horinha, aí a gente levanta, toma banho e vai almoçar naquele indiano gostoso perto da Paulista?

PAULO

Ah, lá tem muita fila, não estou a fim de lugar cheio.

THIAGO

Se você me deixar dormir mais meia hora, eu cozinho pra você. Juro. Tem salmão na geladeira, faço com batata assada.

PAULO

Tive uma ideia melhor: a gente fica na cama mais uma horinha, aí a gente levanta, toma banho e vai almoçar na minha mãe.

THIAGO

(Despertando de vez.)
Opa, opa, opa! Espera! Muita informação.

PAULO

(Rindo.)
Ficou com medo, é?

THIAGO

Paulo, conhecer a mãe é... É...

PAULO

É outro patamar de relação.

THIAGO

Tipo isso.

PAULO

Tipo isso.

THIAGO

Então a gente está em outro patamar?

PAULO

Acho que está. Meio natural, não acha? A gente saiu, a gente ficou, a gente tá ficando, a gente tem ficado... Eu quero, você não quer?

THIAGO

Eu quero. Quero muito, você foi o primeiro cara que me interessou depois de... Depois de um tempo. Mas você não avisou.

PAULO

Estou avisando. Estava esperando um memorando em três vias?

THIAGO

Não, eu esperava...

PAULO

Pedido de namoro?

THIAGO

Não!

PAULO

Você pode me pedir em namoro pra minha mãe. Já pensou que hilário?

THIAGO

Acho que eu não estava preparado pra conhecer a dona Cristina.

PAULO

Vai conhecer a dona Cristina e comer um frango com polenta que não é desse mundo. Tomo banho primeiro pra você dormir mais um pouquinho.

THIAGO

Não está meio cedo?

PAULO

Cedo? Pra almoçar? Até a gente chegar lá, já deu a hora.

THIAGO

Não pra almoçar, pra...

PAULO

Thi, o que tá acontecendo?

THIAGO

(Ficando subitamente muito sombrio.)
Senta aqui.

PAULO

O que foi?

THIAGO

É que...

PAULO

Fala.

THIAGO

É que eu preciso te falar uma coisa.

PAULO

Você vai terminar comigo?

THIAGO

Não!

PAULO

A gente vai ter uma DR?

THIAGO

Não.

PAULO

Então, o que é?

THIAGO

Paulo, eu... Faz tempo que eu queria te falar, mas... Queria que tivesse um jeito bom de dizer, mas não tem.

PAULO

Você está ficando com outra pessoa?

THIAGO

Eu sou soropositivo.

PAULO

(Estupefato.)
Como é?

THIAGO

É isso... Eu... *(Pausa.)* É isso.

PAULO

Você descobriu quando? Desde quando...

THIAGO

Tem alguns anos. Eu nunca tive coragem de contar isso pra ninguém. Mas é que com você, Paulo...

PAULO

Anos?!

MARISTELA

Quando?

THIAGO

Hein?

MARISTELA

Quando você ia contar pra sua melhor amiga que você tem HIV? Eu fiquei sabendo porque o Júlio me contou.

THIAGO

Mas eu não quero falar do Júlio.

PAULO

Quem é Júlio?

MARISTELA

Vai falar do Júlio, sim!

THIAGO

O Júlio é meu ex-namorado. Já passou.

PAULO

Você podia ter me contado antes.

MARISTELA

Que merda, Thiago, que merda!

THIAGO

Eu não sabia como contar. Aliás, não sei se aprendi. Pelo menos agora você já sabe.

MARISTELA

Não falou nada, escondeu esse tempo todo. O Júlio disse que faz três anos que você sabe, que você abandonou o tratamento e mesmo assim concordou em transar com ele sem camisinha. Cara, você tem ideia de tudo o que você estragou? Está se cuidando agora, pelo menos, ou continua enfiando a sua vida no rabo?

PAULO

E está tudo bem?

THIAGO

Está tudo bem. Eu estou me cuidando, estou tomando os remédios direitinho. Minha carga viral está indetectável e, sendo assim, eu não corro risco de transmitir pra mais ninguém.

PAULO

Por que você não me contou antes?

THIAGO

Eu gosto de você, eu gosto muito.

PAULO

Eu tinha o direito de saber antes.

THIAGO

É superdifícil, é superexposto. Tenta entender.

MARISTELA

Eu passei a vida tentando te entender, mas não adianta... Você não se abre, você não conta as coisas do jeito que elas são, fica tudo aí dentro da sua cabeça e ninguém consegue entrar porque você não deixa.

PAULO

Mas eu tinha o direito de saber antes...
De escolher se eu queria.

THIAGO

Eu estou sendo honesto com você, eu sempre fui.

MARISTELA

Como você tem coragem de me dizer isso? Você nunca falou muito do seu pai, do seu padrasto, mas até aí a gente achava que era o seu espaço.

THIAGO

Eu não conseguia falar dessas coisas. Eu não consegui falar do HIV.

MARISTELA

E se você tivesse contado, você achava que eu ia fazer o quê?

THIAGO

Não sei.

MARISTELA

Eu ia ficar do seu lado, seu cretino! Mas agora... Meu, você acabou com a vida do Júlio, que é um doce de pessoa e que te ama! Um cara legal, que nunca sacaneou ninguém, que nunca fez nada para te prejudicar, que é, de longe, a melhor pessoa com quem você se relacionou. Ele não merecia isso.

PAULO

Eu não merecia saber só agora. Eu estou envolvido e...

THIAGO

Eu sei que não merecia. Eu também estou...

MARISTELA

Você não ouse! Não ouse comparar! O Júlio é ético, é honesto! Você tem ideia de como ele está numa hora dessas? Ele está desesperado. E sabe o que é o pior de tudo? É que ele acha que você deve ter tido, sim, um motivo muito forte para fazer o que fez. Ele está tentando desculpar a sua atitude porque ele te ama! Não tem como ficar do seu lado depois dessa.

PAULO

Eu não sei se eu consigo lidar com isso.

THIAGO

Eu sou a mesma pessoa.

PAULO

Mas eu podia ter me contaminado.

THIAGO

Minha carga é indetectável, eu não contamino mais ninguém.

PAULO
Será?

MARISTELA
Não sei.

THIAGO
Você sabe muito bem que sim.

PAULO
Eu não sei se eu consigo lidar com isso.

THIAGO
Eu sou a mesma pessoa.

MARISTELA
Tudo bem, eu só não sei que pessoa é essa.

(Paulo senta na beira da cama e cobre o rosto com as mãos.)

THIAGO
Não faz assim.

PAULO
Calma. Espera.

THIAGO
Eu sei que é um choque, mas me dá uma chance.

MARISTELA
Já segurei demais as suas ondas.

THIAGO
(Chamando-o para a cama.)
Fica aqui comigo!

PAULO

(Se afastando.)
Calma. Estou tentando entender ainda.

THIAGO

Eu estou calmo, você é que não está.

PAULO

Vou tomar banho... *(Thiago se aproxima, como se fosse tocá-lo, e Paulo se afasta bruscamente, assustando Thiago. Thiago estende apenas uma toalha que ia entregar para ele. Paulo fica constrangido.)* Desculpa.

THIAGO

E a gente?

PAULO

Vou tomar banho, tenho que arrumar minha mochila e a gente vai, tá? *(Paulo entra no banheiro, ouve-se o barulho do chuveiro. Thiago sai pelo quarto recolhendo lentamente as coisas de Paulo e colocando-as na mochila, deixando apenas uma muda de roupa numa cadeira. Ouve-se um choro baixinho do banheiro.)*

MARISTELA

Custava ter falado? Custava ter dito que não estava dando conta? Eu achei que a gente era mais do que irmão, aí eu fico sabendo que as coisas mais importantes da sua vida você não dividiu comigo. Isso que você faz não é coisa de quem gosta.

THIAGO

(Para Maristela.)
Você foi a pessoa com quem eu mais consegui me abrir. Pode ter sido pouco, mas foi o que eu consegui. Você foi minha família, Mari. Só você. Eu fiquei com medo de te contar.

MARISTELA

TUDO ATÉ AQUI
NÃO EXISTE MAIS
COMO É SEGUIR
SEM OLHAR PRA TRÁS

THIAGO

Não faz assim, Mari! Você foi a minha família, Mari! Todas as coisas mais legais e mais engraçadas que eu vivi foram com você.

FILME DE TERROR
BALA DE CAFÉ
PIZZA DE MANHÃ
GATO SIAMÊS

Você está em todas as histórias que tenho pra contar. Tem coisas que são só nossas...

MARISTELA

TUDO ATÉ AQUI
NÃO EXISTE MAIS
COMO EU VOU SEGUIR?
COMO É QUE A GENTE FAZ?

A HISTÓRIA QUE A GENTE TECEU
O LAÇO QUE A GENTE AMARROU
FOI TUDO MENTIRA E AGORA

NUNCA IMAGINEI QUE IRIA EMBORA
NUNCA IMAGINEI QUE DARIA AS COSTAS
TUDO NESSA VIDA ERA MUTÁVEL
MENOS O AMOR QUE EU SENTIA POR VOCÊ

THIAGO

CHEIRO DE NANQUIM
DISCO DE VINIL
VASOS DE PAPEL
MÚSICA RUIM

MARISTELA

VOU SAIR DAQUI
SEM OLHAR PRA TRÁS
PODE ATÉ PEDIR
NÃO ESCUTO MAIS.

A VIDA QUE A GENTE TECEU
O AMOR QUE A GENTE REGOU
FOI TUDO MENTIRA E AGORA

NUNCA IMAGINEI QUE IRIA EMBORA
NUNCA IMAGINEI QUE DARIA AS COSTAS
TUDO NESSA VIDA ERA MUTÁVEL
MENOS O AMOR QUE EU SENTIA POR VOCÊ

(Falando.)
Você tem sérios problemas, Thiago, e eu acho que você devia se tratar.

THIAGO

Não vai embora, Mari. Você, não!

FESTA DE SÃO JOÃO
FOTOS PELO CHÃO

(Maristela sai. Thiago termina de arrumar a mochila. Paulo sai do banheiro enrolado numa toalha, veste a roupa deixada por Thiago na cadeira. Thiago entrega a mochila para ele com uma profunda tristeza. Paulo pega a mochila e sai do quarto sozinho.)

CENA IX

(Blecaute. Música instrumental. Thiago e Júlio estão transando. Escuro total. Reconhecemos a transa pelos gemidos, sons de beijos e sussurros. Durante a cena, os sons de gemidos continuam.)

THIAGO

Vira.

JÚLIO

Vem! Vem!

THIAGO

A camisinha...

JÚLIO

Vem.

THIAGO

Peraí, não tô achando.

JÚLIO

Deixa.

THIAGO

Preciso acender aqui.

JÚLIO

Vem agora.

THIAGO

Ju... Não... Péra...

JÚLIO

Eu quero que você venha agora!

(Mais ruídos e sussurros. Gemidos crescendo, entendemos que Thiago penetrou Júlio e os dois gozaram. Silêncio. Júlio acende o abajur, está deitado e feliz. Thiago está sentado na beira da cama, tenso, paralisado. Júlio senta na cama, toma a cabeça de Thiago entre as mãos e o beija profunda e longamente.)

JÚLIO

(Pleno.)
Meu Deus, o que foi isso? *(Olha demoradamente para Thiago.)* Te amo. Tanto. *(Após uma longa pausa, Thiago levanta-se como um autômato e vai até a porta do banheiro.)* Tá tudo bem?

THIAGO

Tudo bem.

JÚLIO

Você vai no banheiro? Quando você voltar, traz uma toalha pra mim?

THIAGO

Trago. Claro. *(Thiago entra no banheiro e fecha a porta.)*

JÚLIO

EXISTE UM OUTRO DE VOCÊ EM MIM
QUE SEMPRE VEM QUANDO VOCÊ NÃO ESTÁ
EU FALO PELA BOCA QUE ME BEIJA
A PELE DO TEU CORPO É MEU ABRAÇO

EXISTE UM OUTRO DE VOCÊ EM MIM
SE FAZ PRESENTE SE VOCÊ NÃO ESTÁ
EU SINTO A SUA MÃO NA MINHA
E MESMO SOZINHO EU SEI QUE ELA ESTÁ LÁ

PARA QUE ESSA PARTE DE MIM
NÃO ME ABANDONE E ME ACOMPANHE
PERMANEÇA, CONTINUE
SE PERPETUE E SEMPRE VENHA
QUANDO VOCÊ NÃO ESTÁ

THIAGO

O que foi que eu fiz? Meu Deus, o que foi que eu fiz?

MÃE

NÃO, FILHO, VOCÊ NÃO FALOU
A HORA JÁ PASSOU, NÃO TEM MAIS VOLTA
NÃO, FILHO
ESQUECE
ESQUECE
ESQUECE

MARISTELA

NUNCA IMAGINEI
NUNCA IMAGINEI

HOMEM DE BARBA

SURPRESA
SURPRESA

PAULO

NÃO ERA
NÃO ERA

JÚLIO

EXISTE UM OUTRO
EXISTE UM OUTRO

(Entra o Rapaz.)

TODOS

ACORDA, OLHA PRA VOCÊ
AÍ PARADO SOZINHO
ACORDA

THIAGO

PORQUE ESSA PARTE DE MIM
NÃO ME ABANDONA E ME ACOMPANHA
PERMANECE, CONTINUA
SE PERPETUA E SEMPRE VEM
E NÃO TEM CURA

ATO II

CENA ÚNICA

TERAPEUTA

Você demorou.

THIAGO

Eu sei.

TERAPEUTA

Devia ter vindo antes.

THIAGO

Só consegui agora.

TERAPEUTA

Estamos todos?

THIAGO

Acho que sim.

TERAPEUTA

Estamos aqui reunidos para um julgamento. Este espaço? Um tribunal, um *talk show* ou um programa de conflitos familiares em tv aberta no horário da tarde, com licença para choro, raiva, troca de ofensas. Um confronto? Os elementos desta história já foram demonstrados no primeiro ato, com alguma confusão, certa desordem, música, recursos que prendem a atenção de qualquer espectador, pois estamos diante, senhoras e senhores, de um sedutor.

THIAGO

Eu?

TERAPEUTA

Na melhor acepção da palavra. Eu sou o mestre de cerimônias deste acerto de contas. Cabe a mim mediar este encontro entre Thiago e...
E vocês...

THIAGO

(Para Júlio.)
Isso não é justo, Júlio. Achei que seríamos somente você e eu.

JÚLIO

Não acho que você seja a melhor pessoa pra falar o que é justo aqui.

TERAPEUTA

Calma, calma. Precisamos começar formalmente esse acerto de contas. Pode ser?

TODOS

Sim.

TERAPEUTA

Então a palavra está formalmente com você, Thiago. Por que você acha que está aqui?

THIAGO

Eu acho que a minha principal questão é a do abandono do meu pai, que se reflete em mim e nas pessoas que vivem comigo. Desde pequeno, aprendi com a minha mãe que, se eu esquecesse tudo o que doía, eu me tornaria mais "forte"; assim, eu não enfrentava o sofrimento, eu o apagava.

É MUITO DIFÍCIL
UM QUEBRA-CABEÇAS
EU NÃO CONSIGO
PORQUE NÃO ENTENDO

Até agora, o único “prejudicado” era eu mesmo. *(Fala olhando para Júlio.)* Mas aí você apareceu e a iniciativa de procurar alguém que conseguisse me ajudar a entender o que se passava comigo foi inevitável. Entender

O QUE SE PASSA NA MINHA CABEÇA.
COMO ISSO ANDA ATRAVÉS DOS SENTIDOS
PERCORRE O VAZIO DAS MINHAS LEMBRANÇAS
E SE ALOJA NO MEU CORAÇÃO.

JÚLIO

Cara, a gente está aqui porque você quer se encontrar comigo um ano depois de ter me passado HIV. Será que você poderia dizer alguma coisa que não fosse tão autocentrada? Você, você, você o tempo todo! Dá para sair um pouco do próprio umbigo e olhar pra mim?

THIAGO

Eu só vou poder olhar pra você, quando conseguir olhar para mim.

É BEM DEMORADO
IGUAL CONTA-GOTAS
FAÇO UM ESFORÇO
REFAÇO MEUS PASSOS

TERAPEUTA

Acho que você consegue ser um pouco mais objetivo.

THIAGO

Eu preciso começar de novo.

TERAPEUTA

Então, comece!

THIAGO

Eu não lembro direito, é um esforço.

TERAPEUTA

Faça o esforço.

THIAGO

OLHO DE NOVO PARA TODO O CAMINHO
PRESTO ATENÇÃO, MAS SÓ VEJO PEDAÇOS
LEIO UMA HISTÓRIA FALTANDO PALAVRAS
EU TENTO MUITO, MAS NÃO SEI QUEM SOU

JÚLIO

Eu também tenho muita dificuldade. Os sentimentos não são apenas ruins, é um misto de nostalgia, dor, mágoa e raiva. Muita raiva. Eu não sei onde colocar tudo isso.

THIAGO	**JÚLIO**
LEMBRO TODO DIA	SINTA A DOR
DE VOCÊ	COMO EU SENTI
PENSO O TEMPO TODO	VIVA A DOR
EM VOCÊ	COMO EU VIVI
LEMBRO TODO DIA	SINTA A DOR
DE VOCÊ	COMO EU SENTI
PENSO O TEMPO TODO	VIVA A DOR
EM VOCÊ	COMO EU VIVI

TERAPEUTA

Fala um pouco sobre esses apagões de memória.

THIAGO

Eu só consigo me lembrar de coisas que aconteceram depois dos meus 10 anos de idade. Tudo o que veio antes está meio embaçado.

TERAPEUTA

Não se lembra de nada? De um brinquedo, da escola, dos amigos? Você se lembra de onde morava?

THIAGO

Eu vejo o desenho do azulejo da cozinha da minha casa, por exemplo, mas não tem pessoas ali.

MÃE

Tinha eu, você, sua avó.

TERAPEUTA

Quem mais?

MÃE

A Nélia, que tomava conta de você enquanto eu estava trabalhando. *(Para as outras pessoas.)* Ele enchia o saco dela porque queria batata frita todo dia. Ô bichinho pra gostar de batata frita! Não ligava muito pra doce, mas pra batata... Tinha dia que queria de todo jeito, cozida e frita no mesmo prato. A Maristela até falava.

MARISTELA

Thiago, você come batata com batata.

MÃE

E começavam a brigar briguinha de criança, aqueles dois não se largavam. Ele era alegre, falante.

TERAPEUTA

Era? Não é mais?

MÃE

Depois de uma certa idade, começou a ficar tímido, calado no seu canto.

TERAPEUTA

Que idade?

MÃE

Sete? Oito?

THIAGO

Eu não lembro.

MÃE

Perto do aniversário, ele ficava tristonho, esperava pelo pai. Eu já sabia que o pai não viria mesmo, nunca esperei nada daquele ali, mas ele... Aí, eu, num aniversário em que o pai não apareceu, resolvi dar uma coisa que ele queria muito e comprei o *videogame*. Antes disso, todo santo dia eu chegava em casa e ele estava fazendo a mesma coisa.

TERAPEUTA

O quê?

MÃE

Dançando. Todo mundo amava esse menino!

THIAGO

Nem todo mundo. *(Para o Pai.)* Ele não.

TERAPEUTA

O que o pai teria a dizer sobre isso?

PAI

Eu?

TERAPEUTA

Sim, você.

PAI

Eu... Acho que... Vou me calar.

TERAPEUTA

Você não tem nada em sua defesa? Nenhuma lembrança boa? Uma história engraçada?

PAI

Não sou capaz de opinar.

THIAGO

Não tem o que dizer, não esteve lá. Mentiu. Escorregou. Disse que ia, mas não foi; ficou de arrumar aquela maldita mochila, mas não deu as caras. E eu, idiota, fiquei te esperando.

PAI

Você tem raiva de mim?

THIAGO

Pra caralho.

MÃE

A gente era muito novo.

THIAGO

Você vai defender ele?

MÃE

Não estou defendendo. Tô contando. Você não disse que não lembrava?

MARISTELA

Mas esse aí não era o Paulo que a gente conheceu na hamburgueria?

PAULO

Também.

MARISTELA

Espera, estou confusa.

THIAGO

(Para o Terapeuta.)
Se você disser que eu projeto meu pai nas pessoas com quem eu fico, eu vou achar bem básico.

TERAPEUTA

Você projeta um monte de gente num monte de gente. Não notou isso?

THIAGO

Por que eu faço isso?

TERAPEUTA

Porque você não sabe muito bem quem você é. Natural. Você projeta no outro aquilo que você acredita ser do outro, mas é seu. Isso pode vir sob forma de empatia ou repulsa. Por isso você não ficou muito confortável quando conheceu o Homem de Barba, apesar de ter se sentido atraído e, principalmente, desafiado por ele. De algum modo, ele repetiu algum procedimento que fez você se lembrar do seu padrasto.

(O Homem de Barba repete a risada sarcástica do Padrasto.)

JÚLIO

Eu estou muito entediado com esse programinha de auditório que vocês armaram. Infância difícil? Preguiça! As pessoas superam, sabe? É tudo mais simples! Você tinha a Mari e eu. Foi você quem bateu a porta na cara de todo mundo.

THIAGO

É muito maior que eu. Algo que me controla e me esmaga.

JÚLIO

Essa é boa! Não tem nada em você que não esteja no controle. Eu não engulo essa história de abandono.

THIAGO

Eu não estou brincando. Sei lá o que acontece. Eu devo ser uma pessoa horrível, porque todo mundo vive me abandonando.

JÚLIO

Quem?

THIAGO

Todo mundo.

TERAPEUTA

Define.

THIAGO

Todo mundo!

TERAPEUTA

Todo mundo e ninguém é a mesma coisa. Define.

THIAGO

Meu pai.

TERAPEUTA

Ok. Quem mais?

THIAGO

Minha mãe.

MÃE

Eu?

THIAGO

Claro!

TERAPEUTA

Quem mais?

THIAGO

O Paulo.

PAULO

Eu não...

THIAGO

Ora, por favor, Paulo!

MÃE

Quando foi que eu te abandonei?

THIAGO

Escolhe!

MÃE

Como?

THIAGO

(Apontando para o Padrasto.)
Você não lembra?

PADRASTO

Escolhe.

THIAGO

Você escolheu.

MÃE

Eu?

TERAPEUTA
Você escolheu, Thiago.

PADRASTO
Falei que você mimou demais esse seu filho.

THIAGO
Você queria que eu fosse embora.

MÃE
Nunca, filho!

THIAGO
Você estava louca pra que eu fosse.

PADRASTO
Ela não, mas eu estava.

TERAPEUTA
Foi você quem escolheu por ela, Thiago.

PADRASTO
Mimimi do caralho.

THIAGO
Hein?

TERAPEUTA
Você disse que ia embora. E foi você quem escolheu pelo Paulo também.

THIAGO
Ele já tinha decidido, disse que não ia conseguir lidar com aquilo.

TERAPEUTA
Com o quê?

THIAGO

Comigo.

PADRASTO

Claro!

TERAPEUTA

Com você?

THIAGO

Sim, comigo, com o HIV.

TERAPEUTA

Você e o HIV são a mesma coisa?

PADRASTO

Tudo a mesma merda.

THIAGO

Sim. Não. Eu estou confuso.

PAULO

Saí do banheiro e minha mochila estava pronta. Foi você quem arrumou a minha mochila.

THIAGO

Eu só arrumei as coisas... Era óbvio que você ia embora.

TERAPEUTA

Mesmo que fosse óbvio, era uma escolha dele e não sua.

PADRASTO

Que porre...

PAULO

Eu acho que fiquei mais puto porque você escolheu tudo por mim. Escolheu quando eu devia saber e escolheu quando eu devia ir embora.

THIAGO

Eu?

TERAPEUTA e **PAULO**

(Falam juntos.)
É. Você.

PADRASTO

Alguém aí tem chiclete?

THIAGO

Mas a Maristela foi embora porque ela quis. Nada doeu tanto quanto isso.

MARISTELA

Eu tenho saudade.

THIAGO

Eu morro de saudade. Eu quero que você volte. *(Para o Terapeuta.)* Você vai voltar?

PADRASTO

Era só o que me faltava. *(Para a Mãe.)* Vamos embora?

THIAGO

Eu não estou aguentando isso. Eu não aguento mais! *(Para o Homem de Barba.)* Cala a boca! Cala a sua boca! Eu já estava fodido, você só deu aquele empurrãozinho que faltava. Tudo culpa sua! Se você não tivesse acabado com a minha vida...

HOMEM DE BARBA

Com quem você está falando? Com o seu padrasto ou com o Homem de Barba?

THIAGO

Eu não sei.

HOMEM DE BARBA

Resolva. Decida quem eu sou. Eu não posso ser dois ao mesmo tempo.

TERAPEUTA

Teoricamente, pode sim.

MARISTELA

Bom, eu resolvi! Agora você é o Homem de Barba e é um filho da puta!

MÃE

O padrasto também é.

HOMEM DE BARBA

Eu? E ele? *(Apontando para Thiago.)* Não sabia de nada? Fez aquela ceninha dentro do carro dizendo que não queria ser levado pra um lugar desconhecido, como se eu fosse um psicopata, mas transava comigo sem camisinha e não reclamou, não. Para isso havia confiança? Eu não sou esse cara horrível isso era invenção da sua cabeça, uma caricatura que você fez, me pintou como um vigarista ridículo que canta bolerão de novela mexicana. Olha pra mim e vem ver de verdade quem eu sou! *(Thiago não se move.)* Não quer, né? Porque de perto eu sou muito mais parecido com você do que você quer acreditar. *(Para Júlio.)* E você aí, ô meu bem! Isso! É com você mesmo. Você também não tem do que reclamar.

JÚLIO

Você tá louco!

HOMEM DE BARBA

Você tá querendo que a gente acredite que você não sabia de nada? Tá dizendo que nunca ouviu falar de aids, neném?

JÚLIO

Ele era meu namorado!

HOMEM DE BARBA

A gente topou o risco. Mais do que isso, a gente quis o risco. Tá tudo certo e ninguém deve nada pra ninguém. Pronto, acabamos o acerto de contas? Podemos voltar todos pra casa? Tenho problemas igual a todo mundo. Eu sou legal, sou gente boa! Não sou o vilão, não sou nenhum crápula.

MARISTELA

Eu acho você bem crápula.

HOMEM DE BARBA

Eu transmiti HIV pra ele, ele transmitiu para o namorado. E daí? Nós somos iguais, meu bem! Como você pode ter tanto nojo de mim e não ter dele? Qual é a diferença?

MARISTELA

Ele sente dor. Muita dor. Você não.

HOMEM DE BARBA

Isso faz de mim um lixo? Só porque eu acho que cada um é responsável pelo próprio rabo?

PAULO

Eu estou gostando desse cara.

THIAGO

Não tô acreditando!

PAULO

Ele está certo.

THIAGO

Hein?

PAULO

Ele está certo, sim!

THIAGO

Você fez o maior drama quando eu te contei que era positivo... Como você pode dizer agora que ele está certo?

HOMEM DE BARBA

Não adianta, eu ainda sou o cara mau. Menino, enquanto você ficar aí posando de vítima e não melhorar seu discursinho pobre, sua vida não vai andar.

THIAGO

(Para Paulo.)
Você está sendo muito hipócrita. Quando eu te contei, você não lidou numa boa.

PAULO

Eu não consigo mesmo lidar numa boa. Mas este sou eu. Posso não conseguir? Posso não querer? Ou posso não querer num primeiro momento? Posso mudar de ideia depois? Só que eu tinha o direito de saber antes. *(Fala para Júlio.)*
Isso tudo é tão maior do que você, acusando o tempo todo, *(fala para Thiago)* e você, que fica rastejando por perdão. Só culpa, culpa, culpa.

Quando a gente vai se livrar dessa merda? Essa história de "fui enganado" é tão furada...

THIAGO

Você foi embora.

PAULO

Eu não sou o seu pai, Thiago!

JÚLIO

Eu disse que era feio botar a culpa no pai e na mãe eternamente.

PAULO

(Para Júlio.)
Botar a culpa no namorado tá valendo?

JÚLIO

Como é?

PAULO

Isso mesmo que você ouviu.

JÚLIO

Ah, fica na sua! Você nem participou direito da história. Não tem nada a ver com isso.

PAULO

Isso tem a ver comigo, com ele, é tão menos individual do que o que vocês pensam. Essa culpa que vem junto desde o momento que a gente percebe que está apaixonado pelo amiguinho da escola.

THIAGO

Você foi embora.

PAULO / PAI

Tá legal. Eu caguei! Eu fiz merda! Mas você não precisa fazer, filho!

MÃE

(Depois de uma longa pausa.)
Thiago, por que eu sou a Médica?

TERAPEUTA

Acho que você pode explicar pra sua mãe, Thiago.

THIAGO

Eu tive muita raiva de você e de tudo que você me falou a vida inteira, mas eu também me senti culpado, envergonhado.

MÃE

Do quê?

THIAGO

Achei que tudo o que estava acontecendo comigo era um castigo.

MÃE

Jamais... Que bobagem!

THIAGO

Não é bobagem, foi foda.

MÃE

Eu não tenho nada contra.

THIAGO

Oi?

MÃE

É, eu não sou contra... Contra *gay*. Eu não queria que você fosse *gay*, porque eu sei como a sociedade trata essas pessoas.

THIAGO

A sociedade?

MÃE

A sociedade.

THIAGO

Você não?

MÃE

Eu não trato ninguém mal.

THIAGO

Ah, você não é "a sociedade". Você me causou um dos maiores sofrimentos que eu poderia ter na vida e vem dizer que não é preconceituosa.

MÃE

Claro que não sou. Eu não desejo o mal.

THIAGO

Mãe, uma pessoa não deixa de ser homofóbica só porque não deu com uma lâmpada fluorescente na cara de um viado.

MÃE

Não acredito que você pensa isso de mim. Eu não fico julgando, só não defendo.

THIAGO

Pois devia porque no caso, aqui, o viado é o seu filho. Eu passei a vida inteira ouvindo coisas horríveis, como se eu fosse um cidadão de segunda classe, como se eu tivesse um problema, como se eu não fosse digno de ser amado. Quando está tudo lindo, eu sou "tolerado". "Tolerar", sinônimo de "suportar", "aguentar". Eu não quero só isso. Eu quero uma vida boa! Eu tenho esse direito! Cansei de achar que eu tive muita sorte porque, apesar das piadinhas, não cheguei a tomar porrada na escola, afinal, eu era "delicado" mas discreto. E você vem se achar legal por ter me dito que tudo bem eu ser o que eu era, desde que eu não contasse pra ninguém? O que é? Tem medo de que eu dê pinta? Não posso rir alto porque incomoda os outros? Mas tudo bem se eu for num boteco e berrar na frente de um jogo de futebol que está passando na TV? Aí eu sou machão? Então, o que te incomoda? O grito? Ou o MEU grito? A gente aprende que já nasceu errado, mãe. Eu nem lembro quem me ensinou que eu estava errado, eu sempre estive. Quando o HIV apareceu na minha vida, foi como se eu estivesse recebendo a justa punição por ser a abominação que eu sou. Foi assim que eu me senti. Você me disse que eu ia pegar aids e, desde esse dia, alguma coisa muito terrível sempre esteve perto de acontecer comigo simplesmente porque a minha cabeça não vira na rua pra olhar pra uma mulher.

MÃE

Eu nem sabia que era assim pra você, achei que estivesse fazendo o certo.

THIAGO

Eu errei. Errei com o Júlio e errei comigo. Eu tenho uma condição que me obriga a me tratar pro resto da vida, mas as coisas caminham. Em dez ou vinte anos, pode ser que exista uma cura. Mas e pra esse sentimento? Será que vai ter cura tão cedo?

MÃE

Eu só não queria que você sofresse.

TERAPEUTA

Mas ele está sofrendo.

MÃE

Nesse negócio de psicanálise, de psicólogo, a culpa é sempre da mãe, né? Não tem o que a gente faça direito.

TERAPEUTA

Ele vai sofrer de qualquer jeito. Ia sofrer também se gostasse de mulher.

THIAGO

Nossa, obrigado por me chamar de chato.

TERAPEUTA

Porque sofrer faz parte. A maioria das pessoas me procura porque venderam pra elas que é possível ter uma vida sem sofrimento. Elas compraram, de algum modo, esse discurso, mas depois descobrem que isso não existe.

MÃE

Desculpa, filho. Eu errei, né?

(Pausa.)

THIAGO

Um bocado. Não! Pra caralho! Mas sabe de verdade o que é que conta?

MÃE

?

THIAGO

Você estava lá.

(Thiago e a Mãe se olham, sorriem um para o outro.)

TERAPEUTA

As mães nunca sabem o que fazer com tanto amor.

THIAGO

(Para a Mãe.)
Espera, quero te dizer mais uma coisa.

MÃE

Pra mim?

THIAGO

Não.

MÉDICA

(Assumindo o tom antipático e seco da Médica.)
Então eu acho que é pra mim.

THIAGO

É.

MÉDICA

Então diga logo, porque eu tenho muitos outros pacientes pra atender. Serviço público é uma loucura.

THIAGO

Você perguntou se não dava pra valorizar minha vida sem um vírus acabando com as minhas defesas. Acho que não dava, não. Eu acho que só estou conseguindo fazer isso aqui, porque um vírus está acabando com as minhas defesas.

MÉDICA

Então, se cuide. E até a próxima consulta.

THIAGO

(Para o Terapeuta.)
Será que eu consigo ir até o fim com isso?

TERAPEUTA

Você já passou três fases e não perdeu nenhuma vida ainda. Acho que está indo muito bem.

JÚLIO

É doloroso...

THIAGO

... e inconveniente, a gente já sabe, Júlio.

MARISTELA

Seu idiota!

THIAGO

Mari, para, tá foda...

MARISTELA

Você tem essa mania odiosa de resolver tudo sozinho.

THIAGO

Como?

MARISTELA

Sempre sozinho.

THIAGO

Mas você estava comigo o tempo todo.

MARISTELA

Estava, mas não estava, né? Brincava, fazia piada o tempo todo. Toda vez que eu chegava perto de alguma coisa dolorida, você escapava.

THIAGO

Imagina uma coisa, Mari. Imagina que você tem um lugar que é o paraíso. Tipo assim, um oásis no meio do deserto. Sol brilhando, piscina fresquinha, céu azul, palmeiras, comida deliciosa. Você levaria o lixo da sua vida pra esse lugar? Isso era você pra mim.

MARISTELA

Tá, um lugarzinho pra passar férias.

THIAGO

Não! O único lugar onde se descansa.

MARISTELA

Uma distração.

THIAGO

Na verdade, acho que eu distraía você. A gente se divertia tanto. E se você descobrisse que, na verdade, eu não era tão alegre? Tinha medo de que você fosse embora.

MARISTELA

Eu até entendo, mas não deu.

THIAGO

Mari!

MARISTELA

O quê?

THIAGO

Eu sei que ainda não dá. Mas... Mais pra frente, se você achar que dá, você volta?

MARISTELA

Sinceramente, eu não sei. Não quero ficar servindo de paliativo para ninguém. Sei lá, eu devo ter colaborado pra isso, não sei... O que eu quero dizer é... Será que eu sou uma pessoa que ninguém leva a sério? *(Thiago tenta responder, mas Maristela o interrompe.)* Eu também tenho que fazer o meu caminho doloroso e inconveniente. Tem muita coisa pra entender ainda. Pode ser que eu... Que a gente volte. Mas pode ser que eu seja alguma coisa que foi boa, e que passou.

THIAGO

Como a gente vai saber?

TERAPEUTA

Com o tempo.

JÚLIO

Agora nós dois.

TERAPEUTA

Thiago, olha para o Júlio.

THIAGO

Eu tô exausto. Eu só queria saber de você, se você está bem...

TERAPEUTA

Você realmente acredita que só queria saber se ele estava bem?

THIAGO

Retomar contato, saber dele.

JÚLIO

Agora você quer saber de mim? Depois de um ano? Lá vai um pouco, então, pra você. Assim que você foi embora, a minha vida e a vida da minha família viraram de cabeça pra baixo.

NÃO, PAI, NÃO PUDE DORMIR
NÃO SEI POR QUE ESSA TOSSE NÃO MELHORA
NÃO MÃE, O MÉDICO OLHOU
MANDOU FAZER EXAMES DE ROTINA

NÃO, PAI, SÓ POSSO CHORAR
EU SOUBE QUE SOU POSITIVO
E ISSO É PESADO DEMAIS
PERDOA

NÃO, MÃE, A VIDA É UM CAOS
MAS JURO QUE EU NÃO VOU FAZER BESTEIRA
NÃO, PAI, NÃO TÔ MUITO BEM
PORQUE O REMÉDIO CAUSA PESADELO

NÃO, MÃE, EU NÃO MELHOREI
PORQUE AINDA TENHO DELÍRIOS
E O MEDO NÃO DEIXA PENSAR

NÃO CHORA
ME ABRAÇA
DEMORA
MAS PASSA

Aí, eu comecei uma rotina médica que você deve conhecer muito bem. Comecei a tomar logo a medicação, mas sofri com os efeitos colaterais, sonhos vívidos e uma diarreia que eu não sabia de onde vinha. Andei pela rua achando que todo mundo me olhava. Se eu ficava com dor de garganta, se eu tinha uma espinha na cara, falta de grana, problema na camada de ozônio, tudo era porque agora eu sou soropositivo. Como que eu lido com isso? Como me relacionar com as pessoas? Quando contar? Eu me pegava me questionando o tempo todo.

NÃO, JÚLIO, NÃO PODE TRANSAR
PORQUE VOCÊ AGORA É POSITIVO
NÃO, JÚLIO, NÃO VAI NAMORAR
QUEM É QUE VAI QUERER LIDAR COM ISSO?
NÃO, JÚLIO, A VIDA ACABOU
VOCÊ NUNCA MAIS VAI PRA RUA
BALADA OU SAIR PRA BEBER
ESQUECE

NÃO, JÚLIO, NÃO VAI DESISTIR
E VÊ COMO É SEGUIR DAQUI PRA FRENTE
NÃO, JÚLIO, VOCÊ VAI CONTAR
VOCÊ NÃO VAI VIVER COMO ELE VIVE
NÃO, JÚLIO, NÃO VAI ESCONDER
VOCÊ VAI FAZER DIFERENTE DO QUE…

THIAGO

Do quê?

JÚLIO

ELE FEZ COM VOCÊ

Feliz agora? Satisfeito? Espero que você esteja bastante contente de ouvir isso.

THIAGO

Eu entendo que você queira me ver sofrer, mas você acha que eu realmente fico contente? Eu só desejo o bem pra você, Júlio. Eu peço praticamente todo dia pra "algo" ou "alguém" trazer coisas boas pra você.

JÚLIO

Difícil de acreditar.

THIAGO

Estou falando isso de coração, e muito apertado, inclusive. Passo noites pensando em como você está lidando com o tratamento, com o seu trabalho, com a sua família. Parece bobo e leviano, mas não é; é dolorido e latejante. Eu estou tentando. Eu vim aqui porque esses apagões...

JÚLIO

Eu nunca sei o que você quer dizer com esses tais "apagões" de memória. Você está querendo dizer que "esqueceu" que podia transmitir? Ou "esqueceu" de fazer o tratamento? Ou "esqueceu" que transou comigo sem camisinha? A ideia é essa? Não... Porque se for isso, você é um elemento perigoso, nem solto você deveria estar.

TERAPEUTA

Vocês dois ficam alimentando essa relação de vítima/vilão intrínseca. Isso não é saudável.

THIAGO

Como eu ia te contar uma coisa que eu não assumi nem pra mim mesmo? Eu te transmiti porque... Eu não... Não sabia direito.

JÚLIO

Sabia muito bem.

TERAPEUTA

Você...

JÚLIO

Ele não fez o tratamento. Mais do que isso. Você...

TERAPEUTA

Não fez...

JÚLIO

Ele não conseguiu. Conseguiu? Não. Muito leve. Muito vago.

TERAPEUTA

Tenta descrever melhor o que você fez.

JÚLIO

Abandonou.

THIAGO

Eu abandonei. Eu abandonei o tratamento.

TERAPEUTA

E por ter abandonado o tratamento o que você foi?

JÚLIO

Criminoso.

TERAPEUTA

Tenta melhorar isso.

THIAGO

Espera, Júlio! Me deixa falar. Culpado.

TERAPEUTA

Culpado a gente já ouviu, tenta uma outra palavra.

THIAGO

Leviano. Imaturo.

TERAPEUTA

Mais alguma?

THIAGO

Irresponsável. Eu fui irresponsável!

(Pausa.)

TERAPEUTA

Mas, mesmo assim, você está aqui.

THIAGO

E, mesmo assim, e apesar disso, eu estou aqui. Olhando pra você, que me odeia com toda razão. Como eu gostaria que não tivesse te atingido. Como você não mereceu...

JÚLIO

Eu não te odeio. Quer dizer, eu cheguei a te odiar. Mas não foi por causa disso.

THIAGO

Eu vou viver o resto da vida... Eu queria tanto fazer alguma coisa que...

JÚLIO

Não é ódio, é dor.

THIAGO

É pior!

JÚLIO

Não é por causa disso. Eu fiquei desesperado, mas não foi por causa do HIV. *(Pausa.)* Foi por você ter ido embora.

(Pausa.)

THIAGO

Como? Você me amou apesar de...

JÚLIO

Você me abandonou. Não conversou, a gente não falou nada. Eu esperava que a gente pudesse falar. É isso que dói tanto.

THIAGO

(Estupefato.)
Eu não sei o que dizer. *(Thiago está sentado numa poltrona, na sala do Terapeuta. Fica claro que eles estavam numa sessão.)* Esse foi o último e-mail que o Júlio me mandou.

TERAPEUTA

Onde você está agora?

THIAGO

Aqui. Tem um monte de fichas caindo.

TERAPEUTA

Quais?

THIAGO

Acho que, no fundo, eu puxei meu pai. Andei arrumando a mochila de todo mundo que fez parte da minha vida.

TERAPEUTA

E como você está se sentindo depois de entender isso?

THIAGO

Exausto e mais leve.

TERAPEUTA

Que bom.

THIAGO

Eu acho que estou começando a ver as coisas de um modo diferente.

TERAPEUTA

Que modo é esse?

THIAGO

Como partes. Meu pai, minha mãe, minha saúde, a Mari e o Júlio são partes.

TERAPEUTA

Que compõem um todo, mas que não o definem.

THIAGO

Mas isso tudo tá dentro da minha cabeça, então? Não acredito.

TERAPEUTA

E só porque está na sua cabeça não é real?

THIAGO

Nossa! Verdade. Isso é de onde, Freud?

TERAPEUTA

Não. Harry Potter.

THIAGO

Bom, na semana que vem eu espero ter coisas boas pra te contar.

TERAPEUTA

Que dia você marcou a conversa com o Júlio?

THIAGO

Depois de amanhã. Fiquei de passar na casa dele.

TERAPEUTA

Se você quiser me ligar depois da conversa,
tudo bem, viu?

THIAGO

Bom saber. Pode ser que eu precise.

TERAPEUTA

Você já sabe por que quis tanto retomar contato?

THIAGO

Sei. Eu tenho que buscar uma coisa.

TERAPEUTA

O quê?

THIAGO

O outro de mim que ficou com ele.

EXISTE PARTE DE VOCÊ EM MIM
HÁ MUITAS PARTES DE VOCÊS EM MIM
AFETO, ABANDONO, SAUDADES E CICATRIZES
LEMBRANÇAS DE DIAS DE DOR E DIAS FELIZES

EU OLHO A PARTE DE VOCÊ EM MIM
E APRENDO SEMPRE COM VOCÊS EM MIM
AS PARTES SE UNEM
SE EU PENSO QUE ANDO SOZINHO
SÃO PONTOS QUE, QUANDO LIGADOS,
ME APONTAM CAMINHOS

LEMBRO TODO DIA DE VOCÊ
PENSO O TEMPO TODO EM VOCÊ
LEMBRO TODO DIA DE VOCÊ
PENSO O TEMPO TODO EM VOCÊ

PORQUE ESSA PARTE DE MIM
NÃO ME ABANDONA
ME ACOMPANHA, PERMANECE,
CONTINUA, SE PERPETUA
ESTÁ ALI, MAS NÃO SOU EU

TERAPEUTA

Então, boa sorte.

FIM

TRILOGIA PARA A VIDA

Dados Internacionais de Catalogação na Publicação (CIP)
(Câmara Brasileira do Livro, SP, Brasil)

Maia, Fernanda
Lembro todo dia de você / textos e letras Fernanda Maia ; música Rafael Miranda ; colaboração de Zé Henrique de Paula, Herbert Bianchi. --
São Paulo : Ercolano, 2024.

ISBN 978-65-85960-03-8
1. AIDS (Doença) - Pacientes
2. LGBTQIAPN+ - Siglas
3. Teatro brasileiro
4. Teatro musical
I. Miranda, Rafael. II. Paula, Zé Henrique de.
III. Bianchi, Herbert. IV. Título.
24-193934 CDD-792

Índices para catálogo sistemático:
1. Teatro 792
Eliane de Freitas Leite - Bibliotecária - CRB 8/8415

ERCOLANO

Editora Ercolano Ltda.
www.ercolano.com.br
Instagram: @ercolanoeditora
Facebook: @Ercolanoeditora

Este livro foi editado em 2024 na cidade de São Paulo pela Editora Ercolano, com as famílias tipográficas Bradford LL e Wremena, em papel Pólen Bold 70g/m² na Gráfica Geográfica.